Susanne Riderer

In Dir geborgen

Mein Krebs-Tagebuch

francke

Über die Autorin:
Susanne Riderer (geb. 1967) ist Übersetzerin und engagiert sich ehrenamtlich in der Öffentlichkeitsarbeit des Missionswerks Wycliff.

Bibliografische Information Der Deutschen Bibliothek
Die Deutsche Bibliothek verzeichnet diese Publikation in der
Deutschen Nationalbibliografie; detaillierte
bibliografische Daten sind im Internet
über http://dnb.ddb.de abrufbar.

ISBN 978-3-86827-198-0

35037 Marburg an der Lahn
Umschlaggestaltung: www.vogelsangdesign.de
Satz: Verlag der Francke-Buchhandlung GmbH
Druck: Bercker Graphischer Betrieb, Kevelaer

www.francke-buch.de

Mein Krebs-Tagebuch

4. Februar

Der Knoten

Kein Zweifel, da ist etwas. Erstaunlich, wie eindeutig sich das heute anfühlt. Erstaunlich, wie ruhig ich bin. Unwillkürlich rechnet es in meinem Kopf: Wie lange ist es her, dass bei meiner Mutter Brustkrebs entdeckt wurde? 15 Jahre. Keine Panik, erst mal abwarten, beobachten.

4. März

Der Termin

Mitten im Leben, der Terminkalender randvoll. Wie und wo soll man da einen Arzttermin unterbringen? Schließlich siegt doch die Vernunft, denn tief innen drin ist die Gewissheit: Es ist ernst! Sei jetzt nicht dumm, kümmere dich!

Beim Anruf in der Praxis mache ich es aber nicht dringend, sondern sage nur, ich sollte mal wieder einen Vorsorgetermin haben. Das gibt mir noch etwas mehr Zeit, mich gedanklich mit der ganzen Sache auseinanderzusetzen – und außerdem könnte der Knoten in dieser Zeit ja auch von allein wieder verschwinden.

7. April

Die Diagnose

Die Ärztin schüttelt den Kopf: „Das kann ich nicht durchlassen. Das muss raus." Man sieht ihr die langjährige Erfahrung an, dazu ein etwas harter Zug um den Mund. Sie wird keinen Widerspruch dulden. Offenbar hat sie das Bedürfnis, sehr klar und deutlich zu sagen, was Sache ist. Damit es die Patientin nicht etwa in einem Anflug von Leichtsinn verpasst, die nächsten Schritte zügig und konsequent in Angriff zu nehmen?!

Im Andachtsbuch ist heute die Geschichte von David und Goliath dran: David besiegt Goliath ausschließlich mit Gottvertrauen. Und er glaubt vorher an den Sieg. David hatte in seinem bisherigen Leben schon oft erfahren, wie Gott ihn beschützte und ihm Kraft gab – das macht ihn bereit für die neue Herausforderung.

13. April

Freunde

Es wird Zeit, einige Freunde, Verwandte und Kollegen zu informieren. Die Diagnose auszusprechen, kostet viel Überwindung.

Es passt uns sehr gut, dass wir jetzt erst mal Besuch aus Afrika bei uns haben: Pastor Abraham war schon öfters bei uns in Deutschland und wir freuen uns auf eine zweiwöchige Vortragstour mit ihm zusammen. Gleich am ersten Abend nach seiner Ankunft erzähle ich ihm von meiner Diagnose Brustkrebs und dass ich ins Krankenhaus gehen soll, sobald er wieder im Flugzeug sitzt. Pastor Abraham bringt so leicht nichts aus der Ruhe, er verbreitet Gottvertrauen und Zuversicht um sich herum. Jeden Abend vor dem Schlafengehen beten wir zusammen und bitten Gott, „que c'est rien" („dass es nichts ist").

Immer wieder erwähnt Pastor Abraham den Bericht über die Auferweckung des Lazarus, und er sagt: „Der Gott, an den wir heute glauben, ist derselbe, der damals Lazarus aus dem Grab herausgeholt hat." Es ist fast zum Lachen, wie hilflos die Pharisäer am Ende des Lazarus-Berichts (Johannes 11) beschrieben werden! Lazarus ist wieder lebendig – und sie wissen nichts Besseres, als erst mal eine Sitzung einzuberufen. Sie fragen sich: „Was sollen wir machen? Wenn wir Jesus so weitermachen lassen, werden noch alle an ihn glauben!" Wenn man Jesus einfach machen lässt … nicht auszudenken, was dann alles geschehen kann!

17. April

Die Vorgeschichte

Weitere Arzttermine folgen, dabei immer wieder die Bemerkung „belastete Familie, Mutter mit 57 an Krebs erkrankt, mit 62 leider verstorben“. Immer wieder wird es gesagt oder schriftlich festgehalten: Mutter mit 57 an Krebs erkrankt, mit 62 leider verstorben. Mutter mit 57 an Krebs erkrankt, mit 62 leider verstorben. Mutter mit 57 an Krebs erkrankt, mit 62 leider verstorben. Der Satz ist Teil meiner Krankenakte und hallt in meinem Kopf wider. Momentan kann ich nichts dagegen unternehmen, doch ich weiß: So geht das nicht, da läuft etwas falsch.

19. April

Gideon

Mein Mann beschäftigt sich mit der alttestamentlichen Geschichte von Gideon (Bericht im Richter-Buch Kapitel 7): Gideon soll gegen die Midianiter kämpfen und hat ein Heer von 32.000 Mann beieinander. Gott sagt zu ihm: „Dein Heer ist zu groß, so kann ich die Midianiter nicht in eure Hand geben. Sonst werden die Leute von Israel am Ende prahlen und sagen: ‚Der eigenen Hand verdanken wir unsere Rettung!‘“ Schließlich muss Gideon mit nur 300 Mann losziehen. Er gewinnt – nicht aus eigener Kraft, sondern weil Gott ihm den Sieg gibt. „Gott hat eine Schwäche für die Schwachen“ wird das Thema einer neuen Predigt, die mein Mann in verschiedenen Gemeinden hält. Viele werden dadurch sehr angerührt und ermutigt.

23. April

Die Einweisung

Mein erster Krankenhausaufenthalt dauert sechs Tage. Die Ärzte mag ich, die meisten Schwestern auch, so ist der erste Eindruck schon mal gut.

Ansonsten sind diese sechs Tage eine einzige steile Lernkurve. Ich denke nämlich anfangs wirklich, man legt sich einfach so ins Krankenhaus und ‚die machen das schon‘. Ganz so ist es nicht! Ich lerne: Man muss sich merken, was gestern gemacht worden ist. Man muss nachfragen, warum etwas gemacht wird oder warum etwas nicht gemacht wird. Man muss es überhaupt mitkriegen, wenn etwas nicht gemacht wird. In einem Wort: Stress!!! Die Ereignisse überrollen mich mit Macht und nehmen mich voll in Anspruch; ich bin tatsächlich nicht in der Lage, auch nur eine einzige Tagebuchnotiz zu schreiben, meine ganze kleine Energie wird vom Krankenhausbetrieb aufgesogen.

Zumindest erinnere ich mich gut daran, dass ich die ganze Zeit keine Angst habe vor dem, was kommt. Das liegt, praktisch gesehen und im Nachhinein betrachtet, auch daran, dass ich den Ereignissen ständig hinterherhinke. Mein Hirn ist vollauf damit beschäftigt zu begreifen, was gerade passiert ist und was ich als Nächstes tun oder machen muss. Es sind keine Kapazitäten frei, über „morgen“ nachzudenken. Hat durchaus etwas Positives.

24. April

Die Markierung

Außer dem Tumor ist auch Mikrokalk gefunden worden, das kann eine Vorstufe von Krebs sein. Die Ärzte halten es für eine gute Idee, den Mikrokalk und den Tumor in ein und derselben Operation zu entfernen. Das leuchtet ein. Ausführlich wird mir erklärt, dass es nötig ist, die Stelle mit dem Mikrokalk morgens vor der Operation zu markieren, damit der Chirurg die richtige Stelle leicht findet, denn der Mikrokalk ist mit bloßem Auge nicht zu sehen. Die Markierung geschieht mit einem feinen Drahtstift, der bei örtlicher Betäubung durch die Haut gepiekst wird. „Reine Routine!“ Leuchtet alles ein und ich unterschreibe. Leider sind da vier Punkte, die wir alle nicht gründlich bedenken. Erstens: Zum Zeitpunkt der ‚Markierungsarbeiten‘ werde ich nüchtern sein, und nüchtern bin ich zu gar nichts zu gebrauchen. Zweitens: Die Markierung wird in der Radiologie gemacht, und in der Radiologie ist es kalt und es gibt keine Decken. Drittens: Die Markierung wird nur dann bei örtlicher Betäubung gemacht, wenn die Patientin ausdrücklich darum bittet, und das kann sie nur tun, wenn sie um diese Notwendigkeit weiß. Viertens: Wenn es mit der Markierung nicht auf Anhieb klappt, dann wird der Vorgang so lange wiederholt, bis der Draht richtig sitzt.

Es kommt, wie es kommen muss … Hungrig und vor Kälte zitternd sinke ich in der Radiologie in eine kleine Ohnmacht! Am Ende dieses unendlich langen Vormittags gibt es nichts Schöneres als die Narkosemaske, die sich erlösend über meine Nase legt.

26. April

Gott wird dich tragen

Jeden Tag bringt mir mein Mann ausgedruckte E-Mails und andere schriftliche Grüße von Freunden, Kollegen, Nachbarn und Verwandten. Eine besonders starke Wirkung hat in dieser Zeit ein Lied, das mir Kollegen auf eine Karte geschrieben haben; es scheint mich zeitweise fast wegzutransportieren aus dem Krankenhausbett in eine sichere, geschützte Zone, in der ich mich fallen lassen und ausruhen kann:

Gott wird dich tragen, drum sei nicht verzagt.
Treu ist der Hüter, der über dir wacht.
Stark ist sein Arm, der dein Leben gelenkt.
Gott ist ein Gott, der der Seinen gedenkt.

27. April

Das Vierbettzimmer

Zufällig bekomme ich mit, wie entsetzt jemand darüber ist, dass ich in einem Vierbettzimmer liege. „Neiiin, wie furchtbar! Das hab ich nicht gewusst, dass es sooo etwas heute noch gibt, in Deutschland – Vierbettzimmer im Krankenhaus! Das ist ja eine Zumutung …" Mir verschlägt es angesichts dieser Reaktion ebenfalls die Sprache. Ganz ehrlich, ich wäre nie von selbst drauf gekommen, dass an einem Vierbettzimmer etwas falsch sein könnte! Bisher war ich voller Dankbarkeit für das helle, geräumige Zimmer gewesen, dazu das leckere Essen, die Menüs, die man sich selbst zusammenstellen kann … und dann macht jemand mit so einer abwertenden Bemerkung alles kaputt. Wie gut würde manchen Menschen mal eine einzige Nacht in einem afrikanischen Krankenhaus tun!

28. April

Letzte Visite

Die Ärzte sind einer sympathischer als der andere, man freut sich richtig auf die Visite. Heute bin ich aber leicht irritiert, denn das freundliche Gesicht verkündet, man müsse noch mal Blut abnehmen und die Entzündungswerte kontrollieren. Jetzt gilt es. Alles, was ich mir in den letzten fünf Tagen an Krankenhauswissen mühsam angeeignet habe, bringe ich in vollendeter Form vor: „Ach, die Entzündungswerte, die sind doch jetzt drei Tage nacheinander kontrolliert worden. Und die waren doch jedes Mal gut. Ist das denn noch einmal nötig? Eigentlich wollte ich doch fragen, ob ich heute nicht entlassen werden könnte?“ In mir breitet sich ein unbeschreibliches Wohlgefühl aus: Ja, ich bin Herr dieser Situation. Nein, sie werden mir nicht schon wieder Blut abnehmen!

Der Arzt blättert, das Gefolge wird unruhig. Er findet den Entzündungswert von gestern nicht. Ist noch nicht eingetragen worden. Er blättert weiter, schaut mich an und sagt, im Prinzip müsse er mich nicht hierbehalten. „Es verheilt ja auch alles sehr gut. Doch, ja: Wenn Sie wollen, dürfen Sie heute nach Hause gehen, dann machen wir die Entlassungspapiere fertig. Der Befund kommt allerdings erst in zwei, drei Tagen. Aber deshalb müssen Sie nicht hierbleiben, den Befund können Sie auch telefonisch erfragen."

Schade ist an diesem Vormittag nur, dass ich mich gar nicht über meine Entlassung freuen kann, bin viel zu erschöpft.

29. April

Ausgeliefertsein

Der Liederdichter Paul Gerhardt hat ungeheuer genau beschrieben, wie kranke oder schwache Menschen fühlen. Ein Aspekt ist das Ausgeliefertsein: Man ist nicht mehr in der Lage, alles selber zu bestimmen und zu kontrollieren. Man will, doch man hat nicht die Kraft dazu und ist gezwungen, die Kontrolle abzugeben und manches einfach mit sich geschehen zu lassen, auf sich zukommen zu lassen. Für Menschen wie mich ist das ein ungeheurer Einbruch. Durch einen Vers aus „Befiehl du deine Wege" ist mir diese Sache so richtig bewusst geworden:

Auf, auf, gib deinen Schmerzen
und Sorgen gute Nacht.
Lass fahren, was das Herze betrübt
und traurig macht.
Bist du doch nicht Regente,
der alles führen soll!

Gott sitzt im Regimente
und führet alles wohl.

Nicht mehr „Regente“ im eigenen Leben, nicht „Herr der Lage“ zu sein, das ist unendlich beunruhigend! Doch wer krank ist, hat keine Wahl. Er kann nicht mal selbst entscheiden, dass er die Kontrolle abgeben will; noch ehe er es gemerkt hat, ist ihm das Ruder schon aus der Hand genommen worden. Mit einem Bekannten, der eine Erschöpfungsdepression hinter sich hat, unterhalte ich mich über diese Entdeckung, und er kann es nur bestätigen: Selbst wirklich willensstarke Menschen sind nicht mehr in der Lage, die Nerven und die Ereignisse unter Kontrolle zu halten, es ist niederschmetternd!

30. April

Der Anruf

„Sind Sie sicher, dass es in Ordnung ist, den Befund am Telefon zu besprechen? Normal machen wir das eher nicht so gerne.“ Der Arzt fühlt sich spürbar unwohl und will nicht so recht mit der Sprache raus. „Doch, klar, kein Problem, wir wollen das jetzt hören, wir sind bereit.“

Er fasst sich ein Herz und redet und redet und redet, ohne Punkt und Komma: „Die Untersuchung des entnommenen Gewebes hat ergeben, dass der Tumor aggressiv bösartig ist, und deshalb muss in jedem Fall nachoperiert werden und man muss kontrollieren, ob er schon gestreut hat, also Knochen Leber und Lunge kontrollieren, denn bei der Tumor-Klassifizierung G3 wird üblicherweise dreifach kombiniert behandelt, also Bestrahlung, Chemotherapie und Antihormontherapie, und dabei ganz wichtig: Es ist nicht so, dass man das nicht heilen könnte!“ Er macht eine Pause. Ob wir etwas fragen möchten. Ja, was könnte man da fragen? Weil von uns nichts kommt, redet er weiter und beschreibt diverse Operationstechniken, die möglicherweise in Frage kommen – wohl in der Hoffnung, dass uns das beruhigt? Ich höre ihm nicht mehr zu, sondern versuche, mir eine vernünftige und nützliche Frage einfallen zu lassen. Ja, es gelingt, ich habe wirklich eine, und nur diese eine: „Was muss ich jetzt als Nächstes tun?“ Ich glaube fast, er ist auch froh über diese Frage. Seine Antwort ist präzise und gut: „Sie rufen morgen Vormittag im Sekretariat vom Chefarzt an und machen einen Termin bei ihm aus, damit er alles Weitere mit Ihnen besprechen kann.“ Gut, damit kann ich etwas anfangen. Es ist alles gesagt und wir verabschieden uns. Vom ganzen Telefonat bleibt mir besonders diese doppelte Verneinung im Ohr: Es ist nicht so, dass man das nicht heilen könnte.

Die Ermahnung

Pastor Henri aus Westafrika schickt uns eine E-Mail mit dem Versprechen, dass seine Gemeinde für mich beten wird: Er hat angeordnet, dass in allen Versammlungen und Veranstaltungen der Gemeinde das Gebet für meine Heilung seinen Platz haben wird. Außerdem schickt er uns eine eindringliche Ermahnung: „Wir Christen glauben, dass unsere Hilfe und Rettung allein beim Gott der Bibel zu finden ist. Wenn Schwierigkeiten oder Probleme auftauchen, dann schauen wir nur auf den Gott der Bibel und fangen nicht an, anderswo Hilfe zu suchen! Wir machen keine Experimente und probieren nicht alle möglichen Sachen aus, sondern wir verlassen uns schlicht und ganz auf unseren Schöpfer und erwarten nur von ihm Heil und Heilung."

Immer mehr kristallisiert sich der Vers aus Jeremia 17,14 als mein Fixstern heraus: „Heile du mich, Herr, dann werde ich heil. Hilf du mir, dann ist mir geholfen."

Gottes Liebe

Als Missionare, die vom Gebet und vom Geld ihrer Freunde leben, verschicken wir pünktlich alle drei Monate einen Informations- und Gebetsbrief. Eine neue Ausgabe ist überfällig – mein Mann stöhnt. Was soll er bloß schreiben? Schließlich werden wir selbst durch das Zusammenstellen des Briefs in unerwarteter Weise im Glauben gestärkt und ermutigt, denn beim Überlegen, was er in unserem Rundbrief schreiben könnte, erinnert Gott meinen Mann an die beiden Spruchkärtchen, die wir im letzten Silvester-Gottesdienst als so genannte „Jahreslose“ gezogen haben: Die beiden Verse darauf lauteten:

Wir wissen aber, dass denen, die Gott lieben, alle Dinge zum Besten dienen. Römer 8,28.

Aber in dem allem überwinden wir weit durch den, der uns geliebt hat. Römer 8,37.

Wir erinnern uns gut an diesen Silvester-Gottesdienst, wie wir einander angeschaut und gefragt haben: Was für eine Prüfung bringt uns dieses Jahr? Inzwischen wissen wir's, und wir sind nicht in Panik, denn wenn Gott uns so darauf vorbereitet hat, dann wird er auch sein Versprechen wahr machen und uns durchtragen. Die besondere Entdeckung für uns in diesen Zusagen ist, dass in beiden Versen von Liebe die Rede ist!

4. Mai

Eine gute Prognose!

Wieder einmal kommt eine E-Mail mit bewegendem Inhalt: Sie ist von einer guten Bekannten, mit der wir in einem zweitägigen Arbeitstreffen saßen, als ich die Diagnose Brustkrebs ganz frisch bekommen hatte und als wir noch nicht begonnen hatten, darüber zu reden. Während dieses zweitägigen Treffens hatte ich mehrmals überlegt, ob ich es ihr sagen soll, doch es gab immer so viel anderes zu besprechen, und außerdem dachte ich: „Was soll ich sie damit belasten." Und jetzt schreibt sie also einige Wochen später an meinen Mann: „Ich würde dir gerne einen Eindruck schreiben, den ich neulich bei unserem Arbeitstreffen hatte: Als ich deine Frau sah, musste ich an eine Lieblingslehrerin von mir denken, die vor vielen Jahren einen sehr schweren Brustkrebs hatte und den entgegen mancher Prognosen überlebt hat. Sie lebt heute und ist gesund. Ich musste immer wieder an sie denken, wenn ich deine Frau ansah, und habe mich gewundert, warum ich diese Verbindung im Kopf hatte. Ich denke mir, es könnte sein, dass der Herr zeigen wollte, dass auch deine Frau allen Prognosen zum Trotz leben wird und des Herrn Wort verkünden! Segensströme der Kraft, des Mutes und der Zuversicht wünsche ich euch von Herzen! In 2. Chronik 30,27b steht: Ihr Gebet drang hinauf zu seiner himmlischen Wohnung, und Gott erhörte es."

5. Mai

Beim Chef

Wie tut das gut, einem Chefarzt gegenüberzusitzen, der Ruhe, Erfahrung, Zuversicht und gesunden Menschenverstand ausstrahlt! Er erspart uns medizinische Fachsimpelei und informiert uns gerade so, dass wir verstehen, was als Nächstes für mich getan werden sollte bzw. getan werden könnte. Am Ende des Gesprächs sind wir in der Lage, vernünftige und begründete Entscheidungen zu treffen. Ich fühle mich geradezu erleichtert, weil die weitere Behandlung jetzt nicht mehr wie ein konturloses bedrohliches Gespenst über uns schwebt, sondern weil wir jetzt von konkreten Schritten sprechen, die nacheinander auf mich zukommen: Erst das so genannte Staging, das bedeutet, dass Knochen, Leber und Lunge daraufhin kontrolliert werden, ob der Krebs schon gestreut hat; danach die zweite OP, bei der eine Brust entfernt wird.

Dann ist da die Sache mit unserem Urlaub …

Einerseits wollen wir unbedingt wegfahren, denn wir waren beide schon länger sehr überarbeitet und urlaubsreif. Doch wie sollen wir uns im Urlaub richtig erholen, wenn wir im Ungewissen darüber sind, ob schon andere Organe befallen sind? Der Chefarzt hat auch dafür eine Lösung: Das Staging wird vorgezogen, auch wenn das nicht üblich ist. Sofort nimmt er sein Telefon und organisiert den Termin, noch in derselben Woche. Danach dürfen wir erst mal in Urlaub fahren.

8. Mai

Lunge, Leber, Knochen

Wie gesagt, es ist nicht üblich, nur für zwei Tage und nur für dieses Staging ins Krankenhaus zu kommen. Deshalb geht am Anfang alles schief: Die Schwestern wollen mir bei der Aufnahme einfach nicht glauben, dass ich NICHT diese Woche operiert werde. Als ich mich weigere, den Narkose-Fragebogen auszufüllen – weil ich eben NICHT diese Woche operiert werde, sondern erst nach dem Urlaub –, kriegt eine Schwester die Krise. Sie denkt wohl wirklich, dass ich mich der Realität nicht stellen will, und giftet mich an: „Wozu sind Sie hier?“ – Ich ganz langsam, Silbe für Silbe, zum Mitschreiben: „Nur zum Staging.“ Wir starren uns gegenseitig an … Um Zeit und ihre Fassung wiederzugewinnen, schickt sie mich erst noch mal in den Aufenthaltsraum ganz am anderen Ende des Flurs. Ich bin wütend. Warum muss dieses dumme Missverständnis sein? In den kommenden Wochen werde ich es mir noch öfters sagen müssen: Krankenschwestern sind auch bloß Menschen.

Die Hitze

Am Abend vor der Computertomografie stoße ich auf Jeremia 17,7-8: „Gesegnet ist der Mensch, der sich auf den Herrn verlässt und dessen Zuversicht der Herr ist. Der ist wie ein Baum, am Wasser gepflanzt ... Denn obgleich die Hitze kommt, fürchtet er sich nicht ..."

Am nächsten Morgen komme ich also in diese berühmt-berüchtigte Röhre. Bevor der Arzt mir das Kontrastmittel spritzt, sagt er: „Sie werden wahrscheinlich gleich so eine Hitze fühlen, aber Sie brauchen nicht zu erschrecken, das ist nichts Schlimmes." Ich muss fast grinsen, denke dankbar an den Vers von gestern Abend, und antworte: „Nein, wenn die Hitze kommt, fürchte ich mich nicht."

Der Knochen

Das Gerät für das Knochenszintigramm steht im Keller des Krankenhauses. „Ganz schön kalt hier unten", versuche ich Smalltalk mit der Dame im weißen Kittel. Dabei geht es mir vor allem darum, eine Beziehung zu ihr aufzubauen, damit sie mich freundlich behandelt. „Ja, das ist wegen der Geräte", kommt es frostig zurück. Während ich auf die super schmale Liege klettere, erklärt sie mir, dass das Gerät kaputt ist! Bass erstaunt bleibe ich erst mal liegen und sie lässt ihren ganzen Frust raus: „Gestern war der Techniker da, der das Gerät hätte reparieren sollen, und jetzt geht es immer noch nicht!" Ich will aufstehen und mich wieder anziehen, doch sie protestiert energisch. Nein, das sei ganz nützlich, dass ich hier sei. Da könne sie grad mit mir lauter schlechte Bilder machen, auf denen man eh nichts sieht, damit der Techniker mal kapiert, dass es so nicht geht. Mir wird es zu bunt: „Ich soll diese ganze Prozedur über mich ergehen lassen, nur für den Techniker???" Sie ist frustriert, weil ich nicht kooperieren will, und fährt mich verzweifelt an: Ich sei doch keine gebrechliche alte Frau, der sie das nicht zumuten könne, ich solle mich nicht so anstellen, sondern sie ihre Arbeit machen lassen. Dann wörtlich: „Natürlich könnte man da jetzt auch eine Schraube hinlegen und Aufnahmen machen, aber das ist doch viel besser, wenn Sie da liegen, dann sieht der Techniker ganz deutlich, wie verkehrt die Bilder rauskommen." Völlig verdattert und sprachlos bleibe ich liegen, während sie anfängt, das Gerät in Betrieb zu nehmen, eine Weile rumjammert und dann zum Telefonhörer greift. Sie ist im gleichen Raum wie ich, und da ich nichts Besseres zu tun habe, höre ich natürlich mit. Mir stockt der Atem. Sagt sie doch tatsächlich zu dem Techniker am Telefon: „Ich hab da einen Knochen liegen und wollte Sie mal fragen …" Sie hat da einen Knochen liegen?! Ich brauche nicht lange, um zu begreifen, dass von mir die Rede ist. Dieser Knochen, das bin ich!

Um diese nervenaufreibende Episode kurz zu machen: So ganz kaputt kann das Gerät nicht gewesen sein, denn die Aufnahmen von diesem Knochen (also von mir) waren schließlich irgendwie doch brauchbar. Zumindest erfahre ich einige Tage später, dass ich keine Metastasen in den Knochen habe. Auch der Befund von der Leber zeigt keine Auffälligkeiten. Wir freuen uns sehr, Gott sei Dank!

Was den Befund von der Untersuchung meiner Lunge anbetrifft, gibt es vor dem Urlaub keine Auskunft: Er sei noch nicht im Computer, er komme von einer anderen Abteilung, das daure immer einige Tage … Wir sind in Gedanken schon halb in Italien und sagen uns: „Alles hat seine Zeit, jetzt ist erst mal Urlaub dran."

9. Mai

Wir sind drei

Zwei Missionarskolleginnen haben ebenfalls Krebs. Beide gehören zu anderen Missionswerken, aber man kennt sich doch und hört ab und zu Neuigkeiten. Beide sind etwa in meinem Alter, um die 40, also viel zu jung für so was, wie die Leute sagen ... Christiane kenne ich nicht so gut, sie hat Krebs in der Lunge und in den Knochen. Von Rita, die ich eigentlich besser kenne, habe ich schon lange nichts mehr gehört. Immer wieder geht es mir durch den Kopf, dass ich sie mal anrufen sollte, aber ich tue es nicht, ich kann mich nicht dazu aufraffen.

12. Mai

Pfingsten

Die Pfingstfeiertage verbringen wir auf einer dreitägigen Konferenz mit vielen jungen Leuten, vor allem Studenten. Einerseits ist es ein Arbeitseinsatz, denn wir sind dort, um die Teilnehmer über Weltmission zu informieren und um sie herauszufordern, ihren Glauben konsequent und radikal zu leben. Andererseits ist diese Konferenz für uns persönlich auch eine Gelegenheit, gute Predigten zu hören und Neues zu lernen.

Vor allem die Bibelarbeiten von Peter Reid vom Bodenseehof empfinden wir als sehr ermutigend. Dabei spricht er über Versagen, Tränen, Krisen, Zerbrochensein ... Am Beispiel von Petrus zeigt er, wie das Leben gelingen kann: Sich selbst nicht überschätzen, Jesus nicht unterschätzen. Stärke, Selbstliebe und Rechthaberei hindern die Entfaltung von Jesus in mir. Gott kann einen Menschen zerbrechen, um diesen von sich selbst zu befreien. Von außen sieht das aus wie Chaos, doch in Wirklichkeit bedeutet es das Beste, was einem passieren kann: Gott ist am Werk. Wenn es so aussieht, als wäre ein Mensch am Ende, dann ist das Gottes Neuanfang (vgl. Petrus in Johannes 21).

29. Mai

Der Arm

Nach den Pfingsttagen geht's in den Urlaub und danach zügig wieder ins Krankenhaus. Der Stationsarzt erklärt mir ausführlich, wie so eine „Ablatio", also Entfernung einer Brust, vor sich geht. Lymphknoten werden nur entfernt, wenn es sich als nötig herausstellt. Ich höre brav zu und unterschreibe alles, aber mich interessiert nur eines: Falls Lymphknoten entfernt werden, werde ich einen Lymphstau und dadurch einen dicken Arm bekommen – so einen monströs dicken, völlig unbrauchbaren Arm, wie ihn meine Mutter vor 10 Jahren nach derselben Operation bekommen hat? Der Arzt redet beruhigend auf mich ein: Wenn überhaupt Lymphknoten in der Achsel entfernt werden, dann wird das äußerst vorsichtig und präzise gemacht, da passiert nichts, ich solle beruhigt sein. Einmal reicht mir nicht, ich will es noch ein zweites Mal hören – wie sicher ist das, dass ich keinen Lymphstau kriege? Im Raum ist noch ein höherrangiger Arzt, der auf unser Gespräch aufmerksam wird und sich zu uns stellt. Ich schildere den beiden sehr anschaulich, wie das damals bei meiner Mutter war … Nun versichert mir auch der zweite Arzt, dass meine Befürchtungen völlig unbegründet sind: Er sei seit 11 Jahren mit solchen Operationen befasst, er habe nur ein einziges Mal so einen Arm gesehen, und das sei ganz, ganz am Anfang dieser Zeit gewesen. Gut, dann will ich mal beruhigt sein.

Am Morgen nach der OP gelten meine ersten wachen Gedanken – meinem rechten Arm! Vorsichtig ziehe ich ihn unter der Bettdecke vor. Kein Zweifel, Hand und Arm sind so dünn wie eh und je! Alles ist völlig normal. Gott sei Dank!

30. Mai

Der Herd

Am Tag vor der Operation hatte ich mich noch ganz unbefangen nach dem Befund der Untersuchung (Computertomografie) meiner Lunge erkundigt, doch er war nicht zur Hand, nicht auffindbar, irgendwie hat ihn niemand in den Computer eingegeben. Einen kurzen Moment hatte mich der Gedanke gestreift, dass sie es mir vor der OP nicht sagen wollen. Aber dann war so viel anderes zu tun und zu bedenken, dass ich das wieder vergaß.

An einem Nachmittag kommt dann eine junge Ärztin an mein Bett und macht mir die Mitteilung: „Sie haben einen Herd in der Lunge." Ich bin entsetzt. Ein Herd in der Lunge, das klingt vernichtend! Um diesen Herd weiter abzuklären, soll in den nächsten Tagen noch eine weitere Untersuchung gemacht werden, ein so genanntes MRT.

1. Juni

Lieder von Paul Gerhardt

Außer dem „Herd" in der Lunge gibt es noch weitere Nachrichten zu verdauen: Während der Operation hatte sich herausgestellt, dass einer der

Lymphknoten schon befallen war, und zwar der „wichtigste", man nennt ihn Wächter-Lymphknoten. Allerdings war er nicht aufgeplatzt, sondern verkapselt, das war der gute Teil dieser Nachricht. Bei der Operation wurden insgesamt 17 Lymphknoten entfernt, und die Tatsache, dass einer befallen war, hat Auswirkungen auf das Maß der notwendigen weiteren Behandlungen.

Meinem Mann fällt wieder einmal die Aufgabe zu, unsere Verwandten und Freunde zu informieren, und er schreibt: Wir wissen, dass Gott alle Möglichkeiten hat. Wenn ihr für uns betet, betet vor allem darum, dass der Friede Gottes unsere Herzen regiert und dass er uns für jeden Tag die nötige Kraft gibt. Wir sind so froh, dass wir Freunde haben und in dieser Not nicht allein sind. Das Lied von Paul Gerhardt, das uns schon lange tröstet, wird uns immer wichtiger, wahrer, schöner:

Befiehl du deine Wege und was dein Herze kränkt
der allertreusten Pflege des, der den Himmel lenkt.
Der Wolken, Luft und Winden gibt Wege,
Lauf und Bahn,
der wird auch Wege finden,
da dein Fuß gehen kann.

...

Weg hast du allerwegen,
an Mitteln fehlt dir's nicht.
Dein Tun ist lauter Segen,

dein Gang ist lauter Licht.
Dein Werk kann niemand hindern,
dein Arbeit darf nicht ruhn,
wenn du, was deinen Kindern ersprießlich ist,
willst tun.

3. Juni

Entspann dich!

Schwester Tina war mir schon bei meinem ersten stationären Aufenthalt aufgefallen, sie ist außergewöhnlich freundlich und bleibt öfters mal an einem Krankenbett stehen, um beruhigend auf Patientinnen einzureden. Heute hat sie sich meine Bettnachbarin vorgenommen, die entsetzlich nervös ist. Fast beschwörend fixiert sie die Patientin und sagt eindringlich: „Sie müssen sich entspannen! Sie müssen für sich selber irgendwie herausfinden, wie Sie sich entspannen können." Dann wandert ihr Blick durchs Krankenzimmer und fällt auf mich: „Sie sind doch so ruhig, wie machen Sie das denn?" Ziemlich überrumpelt stottere ich: „Ja, wir sind Christen, das heißt, wir beten. Und ich weiß, da sind viele Leute, die jeden Tag für mich beten. Das merke ich schon, das hilft!" Schwester Tina nickt zufrieden.

Kraft für einen Tag

Jeden Morgen beim Aufwachen fürchte ich, dass ich nicht genug Kraft haben werde, den Tag zu überstehen. Doch Gott ist gegenwärtig in unserem Krankenzimmer und hilft immer wieder ein Stückchen weiter. Das grundsätzliche Gefühl einer tiefen Geborgenheit in Gott verlässt mich nicht, ebenso wenig wie die Gewissheit, dass ich nie tiefer fallen kann als in seine fürsorgenden Hände.

Das folgende Gebet lese ich meiner Zimmernachbarin vor, es bewegt uns beide sehr und wir machen es zu unserem Motto für die restliche Krankenhauszeit.

Herr, gib mir Kraft für einen Tag!

Herr, ich bitte nur für diesen,
dass mir werde zugewiesen,
was ich heute brauchen mag.
Jeder Tag hat seine Last,
jeder Tag bringt neue Sorgen,
und ich weiß nicht,
was für morgen
du mir, Herr,
beschieden hast.
Aber eines weiß ich fest,
dass mein Gott,
der seine Treue

täglich mir erwies aufs Neue,
sich auch morgen finden lässt.

Durch seine Wunden sind wir geheilt

In den E-Mails, die von afrikanischen Freunden kommen, werden öfters Texte aus dem Alten Testament zitiert. Mehrere schicken mir einen Vers aus Jesaja 53: „Durch seine Wunden sind wir geheilt." Eine afrikanische Freundin schreibt dazu: „Der Herr Jesus weiß alles, und in der Bibel steht, dass wir durch seine Wunden geheilt sind. Am Kreuz hat er alle möglichen Arten von Krankheiten besiegt. Meine Schwester, auch deine Krankheit ist durch die Wunden Jesu geheilt."

Wir lesen das ganze Kapitel 53 im Jesaja-Buch nach, denn bisher war uns eher geläufig, dass in diesem Abschnitt von Schuld die Rede ist: „Wegen unserer Schuld wurde Jesus gequält und wegen unseres Ungehorsams geschlagen. Die Strafe für unsere Schuld traf ihn, und wir sind gerettet" (Vers 5). Doch es stimmt, in diesem Kapitel ist auch ausdrücklich von Krankheiten die Rede. Vers 3: Jesus war von Schmerzen und Krankheit gezeichnet. Vers 4: In Wahrheit aber hat er die Krankheiten auf sich genommen, die für uns bestimmt waren, und die Schmerzen erlitten, die wir verdient hatten.

Gebet befreit

Düstere Gedanken können hartnäckig sein. So ist es auch mit diesem Bild, wie meine Mutter mit ihrem dick aufgeschwemmten und unbrauchbaren Arm in ihrem Krankenbett lag. Ich habe dieses Bild immer und immer wieder vor Augen. Ich weiß, ich muss das loswerden, aber wie? Es geht noch eine Weile so weiter, dann spreche ich mit einer Bekannten darüber. Sie begreift genau, was das Problem ist, und schärft mir ein: „Dies ist nicht der Krebs deiner Mutter, dies ist dein Krebs! Das ist ganz wichtig, dass du dir das klarmachst! Du hast deine eigene Geschichte mit deinem eigenen Krebs!“ Dann betet sie, bzw. wir beten zusammen, und wieder geschieht eins der vielen kleinen Wunder: Seit diesem Tag bin ich frei von diesem Bild, es ist nicht wieder aufgetaucht.

Verwundeter Soldat

Sitze mal wieder vor einem Arzt. Er sieht die Pflaster in meinen beiden Armbeugen, vom Blutabnehmen, runzelt die Stirn und sagt: „Sie sehen ja aus, als kämen Sie aus dem Krieg!“ Er ahnt wohl gar nicht, wie recht er hat. Ich fühle mich wirklich wie ein Soldat, der den Krieg zwar hinter sich hat, aber noch Spuren der Kämpfe mit sich herumträgt. Später fällt mir dazu Jeremia 33,6 ein: „Ich werde die Wunden Jerusalems verbinden und heilen.“ Dass hier von „Verbinden und Heilen“ die Rede ist, scheint mir bedeutungsvoll. Wenn die Wunden sofort geheilt würden, wäre das Verbinden ganz unnötig. Ein Heilungsprozess braucht wohl Zeit, auch wenn der Schöpfer und allmächtige Gott persönlich der Arzt ist.

Durch die Milchstraße

Ein anderes Bild kommt in meinen Kopf: Die Milchstraße. Bin selber überrascht, denn ich hatte ja bislang nicht die leiseste Ahnung vom Weltall, und auch kein Interesse daran! Später fällt mir ein Zeitungsartikel in die Hände und ich staune: Da ist von einem schwarzen Loch die Rede, in dessen direkter Nähe Sterne funkeln. Zitat aus dem Zeitungstext: „Im Zentrum unserer Milchstraße entstehen neue Sterne – und zwar direkt in der Umgebung des dort sitzenden Schwarzen Lochs. Dabei müssen dessen starke Gravitationskräfte eigentlich alles zerreißen. Doch die dort wabernden Gaswolken können sich offenbar an bestimmten Stellen so verdichten, dass daraus neue Sterne entstehen.“ Welch ein passendes Bild für eine Krankheitszeit! Sie ist kein bodenloses schwarzes Loch, sondern ein Weg, auf dem immer wieder Worte des allmächtigen Gottes wie Sterne hell aufleuchten.

Patienten sollen ihre Station nicht verlassen

Weil ich ganz munter bin und nicht damit rechne, dass irgendein Arzt oder Pflegepersonal heute noch etwas von mir will, gehe ich mit meinem Besuch eine Runde im nahe gelegenen Wald spazieren. Die Sonne scheint, man könnte grad vergessen, dass man krank ist … Am Abend muss ich diesen Ausflug bitter büßen: Die Schwester, die die Schlaftabletten für die Nacht bringt, erwähnt ganz beiläufig, morgen früh sei ja dann eine Untersuchung der Leber für mich dran. Ich starre sie an. Wer um alles in der Welt soll meine Leber untersuchen wollen? Meine Leber ist völlig in Ordnung, meine Lunge ist das Problem! Sie besteht darauf, dass in der Akte „Leber" steht und nicht „Lunge". Ich krieg' die Krise, und sie auch. Wir schauen einander hilflos an und tun uns gegenseitig leid; die Szene hätte wirklich gefilmt werden müssen. Da kein Arzt in der Nähe ist, können wir das Problem nicht lösen. Wir beruhigen uns gegenseitig und vertrösten uns auf morgen früh.

Am nächsten Morgen werde ich tatsächlich zu einem Ultraschall der Leber ins Untersuchungszimmer gerufen. Die Ärztin hat schon von meiner gestrigen Krise gehört und fragt erst mal, wo ich

denn am Nachmittag gewesen sei, sie hätte mich überall gesucht! Tja, so peinlich das nun ist, ich war mit meinem Besuch im Wald hinterm Krankenhaus spazieren, ohne mich vorher auf der Station abzumelden. Sie rügt mich nicht einmal, sondern erzählt ganz sachlich: „Gestern Nachmittag wollte ich Ihnen sagen, dass da nichts ist in Ihrer Lunge. Man sieht zwar ein paar winzige Pünktchen, aber das ist unverdächtig; es sieht eher aus wie eine kleine Vernarbung von einer früheren Lungenentzündung. Wir werden empfehlen, dass die Lunge in sechs Monaten noch einmal kontrolliert wird, aber so wie das aussieht – da ist nichts."
Da hätte ich gestern die beste Nachricht des Jahres erhalten können, nämlich dass ich keine Metastasen in der Lunge habe, und was mache ich? Verpasse den entscheidenden Moment, verlasse unerlaubt meine Station und gehe im Wald spazieren! Die Lektion habe ich gelernt: Patienten sollten auf ihrer Station bleiben und nicht unabgemeldet weglaufen.
Auch die nochmalige Untersuchung der Leber ergibt, dass alles in Ordnung ist. Wieder einmal kommt uns die Jahreslosung in den Sinn: „Jesus Christus spricht: Ich lebe, und ihr sollt auch leben" (Johannes 14,19).

Prothesen und Zubehör

Die Krankenschwestern sind auf Zack, sie organisieren mir eine Dame von einem Sanitätshaus, die mich vor der Entlassung aus dem Krankenhaus neu „ausstaffieren“ soll. Die püppchenhafte und gestylte Vertreterin, die da an meinem Bett auftaucht, scheint sich sehr mit ihrem Sanitätshaus zu identifizieren … alles an ihr wirkt unecht und wir bringen ihren Verkaufsauftritt so schnell wie möglich hinter uns.

Keine Macht der Welt …

Noch ein Lied kommt mir immer wieder in den Sinn. Es ist von Thea Eichholz-Müller, aber wir nennen es „Anikas Lied“, weil sie es uns beigebracht hat:

„Keine Macht der Welt, keine Kraft, die zählt, keine Macht der Welt trennt mich von Deiner Liebe. Keine Macht der Welt, keine Kraft der Welt, keine Macht der Welt trennt mich von Dir.

Wenn die Liebe zu Dir an ihre Grenzen stößt, schreib ich's in mein Herz: Deine Liebe ist größer, größer. Ist mein Glaube ein Halm, den der Wind umbläst, schreib ich's in mein Herz: Deine Liebe ist stärker, stärker.

Du kannst, was uns trennt, verbinden. Alle Mauern überwinden. Du rufst meinen Namen laut, Du hältst den, der auf Dich baut."

6. Juni

Checklisten und Termine

Das Abschlussgespräch am Tag vor der Entlassung wird nach einer Art Checkliste geführt. Darauf steht offensichtlich, dass man mich nicht gehen lassen darf, bevor nicht der Termin für eine ambulante OP feststeht, bei welcher der Zugang für die Chemotherapie gelegt wird. (Ein sogenannter Port, der unterhalb des Schlüsselbeins unter der Haut implantiert wird. Früher wurde die Chemotherapie per Infusion in den Arm gegeben, doch weil es dabei viele Komplikationen gab, bekommt man heutzutage eben einen Zugang in eine Vene unterhalb des Schlüsselbeins operiert.) Ich traue meinen Ohren nicht: Für diese ambulante OP wird mir ein Termin in genau einer Woche genannt und die Ärztin erwartet offensichtlich, dass ich das nickend akzeptiere. Sie kommt überhaupt nicht auf die Idee, dass ich zu dieser Terminfrage vielleicht auch eine Meinung haben könnte. Ich werde wütend. Es kommt überhaupt nicht in Frage, dass ich in nur sieben Tagen schon wieder im Krankenhaus stehe! Erst mal brauchen meine Nerven eine Pause, und das sage ich ihr sehr deutlich. Es geht ihr total gegen den Strich, mich aus diesem Gespräch zu entlassen, ohne den Termin festgemacht zu haben.

Am nächsten Morgen kommt eine andere Ärztin zur Visite. Ganz friedlich vereinbaren wir den Termin für die ambulante OP – nicht in einer Woche, sondern in zwei Wochen.

Noch eine Unterschrift

Schon habe ich meine Reisetasche fertig gepackt, da werde ich noch auf eine andere Station geschickt, „zum Vorgespräch für den Port". Gehorsam gehe ich hin und will eigentlich nur wissen, wo ich unterschreiben soll, doch meine armen Nerven werden auch heute nicht geschont. Erst muss ich wieder die ganze Liste der Nebenwirkungen und Pannen anhören, die dabei passieren könnten, und dann hat die freundliche Dame nichts Besseres zu tun als zu einem Schrank zu gehen und ein Modell von so einem „Port" herauszuholen, um es mir zu zeigen.

Beim Anblick packt mich das Entsetzen. Das Teil ist einfach sehr viel größer, als ich angenommen hatte. Dabei ist ein Port ein völlig harmloses winziges Döschen mit einer Membran und einer Kanüle dran, die in die Vene eingefädelt wird. Jedenfalls, dieser Port ist sehr viel dicker, als ich mir das vorgestellt hatte. Ich versuche der Dame zu sagen, dass ich sehr schlank bin und dass ich mir nicht vorstellen kann, wo das Ding Platz haben soll. Nun ja, ich sitze vor ihr, sie sieht doch, wovon ich rede, oder? Sie versichert mir sehr freundlich und geduldig, dass das Ganze ein völlig harmloser Routineeingriff ist, den sie hier zig tausendmal machen und es hat noch jedes Mal funktioniert, egal wie dick oder wie schlank die Patienten waren. Gut, ich habe ja sowieso keine Wahl. Ich unterschreibe.

Entlassung in die weitere Behandlung

Schade, wieder ist der Tag der Entlassung aus dem Krankenhaus kein fröhlicher Tag. Vielmehr werde ich geradezu überschüttet mit Informationen und Merkblättern und Ratgebern und Broschüren und hier noch ein Termin und dort noch ein Termin und dazu diverse Adressen, zum Beispiel von einer Psychologin, von Selbsthilfegruppen, von einem Geschäft, wo man sich Perücken machen lassen kann … Es wird mir unmissverständlich klargemacht: Es ist nicht vorbei, im Gegenteil, jetzt geht der Behandlungsmarathon erst richtig los!

Der abschließende Befund lautet „G3 1c“: G3 bedeutet eine sehr aggressive Art von Krebs, 1c bedeutet im Anfangsstadium. Daraus ergibt sich, dass eine Chemotherapie und danach auch Bestrahlungen nötig sind. Ein Blick in den Kalender zeigt, dass mich das alles noch ein gutes halbes

Jahr lang beschäftigen wird. Ich rechne mehrmals nach und komme immer auf das gleiche Ergebnis: fünf bis sechs Monate wird das alles dauern. Darüber bin ich doch leicht entsetzt.

Eine Tür, weit offen

Wieder einmal flattert Trost und Ermutigung aus der Bibel in mein Leben: Im Krankenzimmer hängt ein Abreißkalender, auf dem an meinem Entlassungstag ein netter Spruch steht: 1. Korinther 16,9: „Hier steht mir die Tür weit offen zu einem reichen Wirken; aber auch viele Widersacher sind da."

Lazarus

Elf Tage Krankenhaus, elf Tage in weißen, engen Thrombose-Strümpfen. Und jedes Mal tadelnde Blicke der gewissenhaften Krankenschwestern, wenn die Strümpfe nicht korrekt hochgezogen sind … Das ist jetzt vorbei! Genüsslich befreie ich mich aus diesen Dingern und muss dabei unwillkürlich an die Auferstehung des Lazarus denken: „Seine Hände und Füße waren mit Binden umwickelt … und Jesus sagte: Nehmt ihm das alles ab und lasst ihn nach Hause gehen." Genau, es ist genug jetzt, lasst mich gehen.

Normalität

Daheim! An den Bartnelken im Garten sehe ich, wie viel Zeit vergangen ist. Vor allem habe ich jetzt eine große Sehnsucht nach Normalität. Einige Tage lang versuche ich, einen halbwegs normalen Tagesablauf einzuhalten – einfach so tun, als wäre ich gesund. Sechs Tage geht es, dann muss ich mir allerdings völlig erschöpft eingestehen: Es geht nicht. Ich habe keine Kraft.

Ausdauer

Freunde schicken mir eine Postkarte mit einem wunderschönen Regenbogen darauf. Auf der Rückseite steht: „Der Gesundheitsbetrieb wird dich in den nächsten Monaten täglich beschäftigen – wir wünschen dir viel Geduld und Ausdauer. Sei dankbar, dass noch keine Streuung erfolgte!" Als hätten sie gewusst, dass ich die ganze Krankheitsgeschichte einfach abschütteln wollte und dass das so schnell nun mal nicht geht! Es tut gut, von Freunden umgeben zu sein, die nicht nur aus der Ferne abwartend beobachten, wie man sich so schlägt, sondern die mitdenken und mittragen.

Gut gemeint

Einige Freunde meinen es gut mit mir. Zu gut. Sie wollen mir die Chemotherapie ersparen. Das finde ich wirklich super nett und ich spüre die Zuneigung, die sie motiviert. Aber es hilft nicht! Ihr Problem ist: Sie mögen mich so sehr, dass sie ihre Sache nicht logisch zu Ende denken; sie wollen mir nur kurzfristig das Leiden an den Nebenwirkungen ersparen, weil sie gehört oder früher mal erlebt haben, dass so eine Chemotherapie eine unsäglich schlimme Quälerei ist ... Da ich untergewichtig bin, befürchten einige, dass ich das sowieso nicht überstehen werde. Die Ärzte dagegen haben mir klar vermittelt, dass es äußerst leichtsinnig wäre, bei meiner Art von Krebs keine Chemotherapie zu machen. Einige Freunde malen mir – zum Teil unbeabsichtigt – den Horror der Nebenwirkungen vor Augen und empfehlen die Wunderpräparate von Doktor Soundso, Rohkost und frische Luft, bestimmte Vitaminpräparate usw. Ja, ich weiß, sie meinen es gut!

13. Juni

Nach Düsseldorf fahren und geheilt werden?

Im Briefkasten finde ich einen Brief, der Name der Absenderin ist mir unbekannt: Ich möchte Sie auf die Gottesdienste von Herrn Dr. ... aufmerksam machen … Auf dem beiliegenden Faltblatt stehen weitere Informationen. Kurz gefasst: Ein nigerianischer Heilungsprediger lädt ein: „Komm nach Düsseldorf und werde geheilt!“ Es mag seltsam klingen, doch auf mich wirkt dieses Angebot nicht attraktiv. Ich muss nicht einmal lange darüber nachdenken, es kommt mir einfach nicht stimmig vor, jedenfalls nicht für mich in meiner momentanen Situation.

14. Juni

Chemotherapie ja oder nein?

Man lässt sich nicht diesen „Port“ unter die Haut operieren, wenn man nicht 100 % sicher ist, dass man die Chemotherapie tatsächlich durchziehen will und kann. Am Wochenende vor der geplanten ambulanten OP bitte ich Gott um ein Zeichen. Ich brauche eine Bestätigung, dass es richtig ist, die Chemotherapie zu machen. Genau einen Tag später erhört Gott mein Gebet. Er gibt mir sogar ein doppeltes Zeichen, und – für mich – überdeutlich!

Zuerst benutzt er ein Buch, das mir eine Bekannte schon vor mehreren Wochen geschenkt hat, das aber seither ungelesen herumliegt. Es ist der Bericht einer Amerikanerin (Dodie Osteen), die Krebs im Endstadium hatte und von Gott vollständig geheilt wurde – ohne jede medizinische Behandlung, für die es sowieso zu spät gewesen wäre. Ich nehme das Buch in die Hand und blättere das Vorwort durch, da fällt mein Blick auf diesen Satz (sinngemäß): „In meinem Fall war es so, dass Gott mich ohne Chemotherapie geheilt hat. Lieber Leser, wenn du Krebs hast und dir durch Chemotherapie geholfen werden kann, rate ich dir, wenn du es als richtig empfindest, sie unter allen Umständen durchführen zu lassen. Tu das, worüber du in deinem Herzen Frieden verspürst." Gerade in diesem Buch hätte ich als Letztes nach so einem Satz gesucht, deshalb verstand ich dies als klaren Hinweis von meinem Gott an mich persönlich.

Als Zweites gebraucht Gott einen Christen aus dem Sudan. Zusammen mit fünf anderen afrikanischen Theologiestudenten ist er auf der Durchreise zu einer Internationalen Konferenz. Sie haben durch einen gemeinsamen Freund gehört, dass ich krank bin, und kommen mich besuchen. Wir verbringen eine wunderschöne Zeit miteinander und zum Abschluss beschließen sie, dass der Älteste von ihnen für mich beten soll, das ist derjenige aus dem Sudan. Ich erwarte, dass er Gott bitten wird, mir die Chemotherapie zu ersparen. Aus seinem Gebet ist mir heute nur noch ein einziger Satz in Erinnerung: „Vater, mach, dass die Chemotherapie wie die heilende Hand Jesu in ihrem Körper wirkt." Vielleicht ist das für andere schwer nachvollziehbar, aber für mich war es in diesem Moment sonnenklar, dass Gott durch ihn zu mir sprach und meine Bitte um ein Zeichen zum zweiten Mal innerhalb eines Wochenendes beantwortete. Also dann: Mit Zuversicht in die Chemotherapie!

Ich bin voller Elan – so weit man das in meinem Zustand sein kann – und verkündige allen, die es hören wollen, dass ich ab sofort nicht mehr krank bin, sondern rekonvaleszent (d. h. auf dem Weg der Genesung).

15. Juni

Wasser und Feuer

Eine Freundin schickt mir einen Vers aus Jesaja 43: „Musst du durchs Wasser gehen, bin ich bei dir. Du wirst nicht ertrinken. Musst du durchs Feuer gehen, so bleibst du unversehrt; keine Flamme wird dir etwas anhaben können. Denn ich bin der Herr, dein Gott. Ich, der Heilige …, bin dein Retter." Ich schreibe ihr zurück, was mir beim Lesen in den Sinn kam: Das Wasser, das ist die Chemotherapie, und das Feuer, das sind die Bestrahlungen. Sie antwortet: „Ja, genau so war es gemeint."

Cyberchondrie

Mit Freunden unterhalten wir uns darüber, dass es keine gute Idee ist, als Patient im Internet nach Informationen über seine Krankheit zu suchen. Wir sind uns einig: Da macht man sich nur verrückt. Ein paar Tage später schicken sie mir einen netten Zeitungsartikel, der unsere Haltung in dieser Sache bestätigt. Der Titel: „Die Krankheit, die aus dem Netz kommt." Es geht darum, dass das Internet die Menschen zu unkontrolliertem Stöbern nach Krankheiten verführt. Cyberchondrie ist eine moderne Form der Hypochondrie: Süchtig nach Informationen jagen Betroffene durchs Internet. Besserung erfahren sie dadurch nicht, im Gegenteil, sie machen ihren Zustand nur schlimmer und schüren Ängste. Dadurch entsteht Stress, und der wiederum schädigt das Immunsystem.

Meine Gedanken wandern mal wieder zu Rita. Viel mehr als Informationen aus dem Internet würde es mich interessieren, wie es ihr geht. Ob sie inzwischen gesund ist? Aber wieder bin ich zu unentschlossen bzw. zu wenig aufnahmefähig und rufe sie nicht an.

Kräutertee und Sahnetorte

Unzählige Bücher und Ratgeber sind geschrieben worden über das Thema „Ernährung bei Krebs“. Auch aus dem Krankenhaus habe ich einen Ratgeber mitgebracht, den ich heute mal durchblättere. Meine Erwartungen werden weit übertroffen. Besonders das Kapitel für untergewichtige Patientinnen ist für mich relevant und einen Abschnitt daraus werde ich in den kommenden Monaten noch oft mit großer Freude zitieren: „Für manche stark untergewichtige Patienten können üppige Getränke wie Milchshakes oder Brauselimonaden besser sein als Kräutertees, Sahnetorten und Pralinen besser als Früchte, und Streichwurst mit viel verstecktem Fett besser als Putenbrust.“

Überweisungen und Rezepte

Dieser Abschnitt gehört in die Kategorie „praktische Tipps für medizinische Analphabeten“. Er mag manchen banal erscheinen, die mögen diese Ausführungen überspringen. Sie sind für Leute wie mich aufgeschrieben, die bisher allerhöchstens einmal pro Quartal bei einem Arzt waren und Überweisungen nur vom Hörensagen kennen.

Die wichtigste Regel lautet: Nie ohne Überweisung! Gelernt habe ich das so: Als ich den Knoten entdeckt habe, ging ich direkt zum Gynäkologen. Logisch, oder? Kurz darauf, also im gleichen Quartal, musste ich zum Hausarzt, wo mich die Sprechstundenhilfe aufforderte, 10 Euro zu bezahlen. Ich, ahnungslos: „Oh nein, die habe ich beim Gynäkologen schon bezahlt." Sie: „Ja, dann müssen Sie eine Überweisung bringen, oder noch mal bezahlen." In meinem Fall heißt das, dass ich 11 km (einfache Strecke) fahren soll, um eine Überweisung zu holen, damit ich zu meinem Hausarzt gehen darf! So durfte ich an diesem Tag einen neuen Begriff in meinen Wortschatz aufnehmen: Die Rücküberweisung. Gleichzeitig habe ich gelernt, wie man das besser macht: Man bittet sofort beim ersten Termin beim Facharzt um eine Überweisung zum Hausarzt, die auch anstandslos ausgestellt wird. Darauf steht „für Allgemeinmedizin" und „auf Wunsch der Patientin". Mit diesem Blanko-Scheck in der Tasche geht man zuversichtlich und für alle Fälle gerüstet in den Rest des Quartals.

Einer meiner vielen Überweisungsvorgänge war so speziell, dass sogar mein Gynäkologe seinen Ohren nicht traute: Er hatte mir eine Überweisung zur Chemotherapie gegeben, so weit so gut. Leider musste ich ihm diese Überweisung zurückbringen, denn die Schwester der ambulanten Chemo-Station des Krankenhauses konnte sie nicht annehmen. Es war ihr richtig peinlich, aber sie dürfen pro Quartal nur 20 Überweisungen von Gynäkologen annehmen, alle weiteren müssen von Onkologen ausgestellt sein. Ich frage sie, wie man vorher wissen kann, ob man unter den ersten 20 ist. Antwort: Man kann es nicht wissen. Also wieder die Rücküberweisungsroutine: Gynäkologe überweist zum Onkologen, Onkologe überweist zur ambulanten Chemotherapie. Nach den gut 40 km Fahrstrecke, die mich das extra kostet, fragt niemand. Und ich frage mich mal wieder, wie diese Dinge eigentlich von Leuten bewältigt werden sollen, die kein Auto haben oder so krank sind, dass sie nicht mehr selbst fahren können, oder die keinen Ehepartner mit einer Eselsgeduld und flexiblen Arbeitszeiten haben!

Dann gibt es noch etwas zu bedenken: Nicht jeder Arzt kann für jede Art von Behandlung ein Rezept ausstellen! Das lerne ich folgendermaßen: Ich gehe zum Hausarzt, um mir sechs Mal Krankengymnastik für meinen rechten Arm verschreiben zu lassen. Ob mein Arm dick wäre, ob ich ein Lymphödem hätte? Nein, Gott sei Dank! Es tut ihm sichtlich leid, aber als Allgemeinmediziner kann er nichts für mich tun! Weil es „nur" darum geht, nach einer Operation mit Lymphknotenentfernung die volle Beweglichkeit des Armes wiederherzustellen, darf er mir kein Rezept ausstellen, das kann nur ein Facharzt machen. Also wieder die Fahrt zum Gynäkologen, und dort ist tatsächlich alles überhaupt kein Problem: Das Rezept für die Krankengymnastik ist eine Selbstverständlichkeit. Wenn ich das mal vorher gewusst hätte.

Im Nachhinein kommt es mir selbst lächerlich vor, wie niedergeschlagen ich nach dem vergeblichen Termin beim Hausarzt war – da ist sie wieder, diese immer wiederkehrende Erkenntnis: Als Gesunder könnte man solche Irrtümer und zusätzlichen Fahrten zu anderen Ärzten leicht wegstecken … aber als Kranker ist man einfach nicht „man selbst", man hat schlechtere Nerven, man kann nicht klar denken, die kleinste Mücke erscheint wie ein Elefant. In solchen Zeiten braucht man ganz dringend Menschen, die das aushalten und Mitgefühl zeigen.

Viel später mache ich eine weitere Entdeckung, auch diese wird manchen unendlich banal erscheinen: Rezepte haben ein Verfallsdatum! Ich wusste schon, dass Medikamente Verfallsdaten haben, aber Rezepte? Es ist so: Rezepte sind nur vier Wochen gültig. Wer sein Rezept bis dahin nicht eingelöst hat, kann wieder in die Arztpraxis fahren und sich ein neues ausstellen lassen. Wenn mir das mal jemand gesagt hätte!

18. Juni

Die ambulante Operation

Der Zugang für die Chemotherapie („Port“) wird in einer ambulanten Operation gelegt, keine große Sache. Es dauerte so ca. eine halbe Stunde und weil die Schlaftablette nicht sehr gut wirkt, bin ich ziemlich wach. Dafür wirken die Betäubungsspritzen sehr gut, das ist wohl auch die Hauptsache. Direkt nach der OP geht es zum Röntgen, zur Kontrolle, ob alles in Ordnung ist. Erst Stunden später, als die Wirkung der Betäubungsspritzen nachlässt, wird es unangenehm und ich brauche eine Woche – eine sehr lange Woche –, bis ich mich halbwegs an diesen Port gewöhne.

23. Juni

Der Löwe von Juda

„Das Beste an uns sind unsere Freunde“, soll mal jemand gesagt haben. Dieser Ausspruch könnte von uns sein, denn unsere Freunde sind an Liebe und Kreativität nur schwer zu überbieten. Heute zum Beispiel sitzt ein Stofflöwe vor unserer Wohnungstür, und dabei steht: Der große Löwe von Juda passt auf die kleine Löwin vom Siegerland auf.

24. Juni

Zusätzlicher Termin

Die Sache mit den Rücküberweisungen hat zumindest ein Gutes: Sie beschert mir einen Termin bei einem verblüffend netten Onkologen. Durch meine Malaria-Vorerkrankungen findet er schnell raus, dass ich Missionarin bin, und so fragt er mich mitten im Gespräch: „Und wie geht es Ihnen geistlich?" Wir unterhalten uns nett und er gibt mir mehrere Ratschläge mit auf den Weg: Jeden Tag 30 Minuten spazieren gehen! Alle weiteren Therapien genau so durchziehen, wie es mit meinen Ärzten geplant ist! Auf keine Ernährungsmärchen reinfallen, sondern alles essen, was mir schmeckt! Die vierteljährlichen Nachsorgeuntersuchungen sehr ernst nehmen! Nicht in der Wohnung verkriechen, sondern unter Leute gehen! Und zu guter Letzt: Damit rechnen, dass mich die Chemotherapie doch sehr schwächen wird.

26. Juni

Die erste Chemotherapie

Als Nächstes steht also sechsmal Chemotherapie auf dem Programm, immer im Abstand von drei Wochen. Vorausgesetzt, die Blutwerte sind gut. Wenn sie schlecht sind, wird verschoben.

Ein bisschen mulmig ist mir schon vor dem „ersten Mal“. Ich schreibe am Tag davor schnell ein paar E-Mails nach Afrika, um zusätzliche Gebetsunterstützung zu mobilisieren. Morgens um halb 9 Uhr liefert mein Mann mich im Krankenhaus ab, dann sitze ich bis 16 Uhr mit mehreren Frauen in einem freundlich hergerichteten Raum, jede hängt an ihrem Tropf. Die Schwestern und eine Ärztin sorgen für Nachschub und hängen immer wieder neue Flaschen und Behälter an unsere Tropf-Ständer.

Eine Überraschung erlebe ich, als eine der Krankenschwestern zum Abkassieren kommt! Darauf bin ich nicht gefasst, und ich hab auch gar keinen Geldbeutel dabei. Manche Frauen müssen 10 Euro zuzahlen, manche 20, je nach Art der Chemotherapie. Es sind die normalen Zuzahlungsgebühren, wie wenn man ein Medikament aus der Apotheke holt, denn genau daher kommen unsere Chemotherapie-Mixturen: Aus der Krankenhausapotheke. Insgesamt werde ich dreimal 20 Euro und dreimal 10 Euro zuzahlen … Das Kranksein geht langsam ins Geld.

Mittags bekommen wir ein dünnes Süppchen serviert, kostenlos. Am Nachmittag bekomme ich Hunger, Visionen von Butterbrezeln geistern durch meine Sinne. Unglaublich: Als mein Mann mich abholt, hat er doch wahrhaft Brezeln dabei! Am Abend wird mir ein bisschen übel, ich bekomme einen roten Ausschlag und ein Brennen im Hals, dazu Schweißausbrüche … insgesamt lange nicht so schlimm, wie man hätte erwarten können. Nachträglich schlagen mir die Geschichten der anderen Frauen aufs Gemüt. Mehrere von ihnen haben schon zum zweiten Mal Krebs und sind bei der soundsovielten Chemotherapie. Außerdem werden einige wieder weggeschickt, weil ihre Blutwerte zu schlecht sind, sodass sie die Chemotherapie heute nicht bekommen können. Eine wird schon zum zweiten Mal wieder weggeschickt und weint … Falls das Zusammensein mit den anderen Patientinnen im Gemeinschaftsraum zu sehr belastend ist, gibt es die Möglichkeit, sich in kleinere abgetrennte „Kabinen" zurückzuziehen.

29. Juni

Die Tage sind zu lang!

In den ersten Tagen nach der Chemo bin ich abwechselnd unternehmungslustig und dann wieder am Rand der Erschöpfung. Tagsüber geht es, doch die Abende sind kritisch. Ja, Gott gibt immer genug Kraft für einen Tag. Aber manche Tage sind schlicht und ergreifend zu lang!

30. Juni

Es lebe das Ehrenamt

Am vierten Tag nach der ersten Chemotherapie fange ich wieder an stundenweise zu arbeiten. Zum einen tut es mir gut, weil es mich beschäftigt und ablenkt, und zum anderen gibt es auch ein paar Dinge, die ich nicht länger liegen lassen möchte. Es ist ein großer Vorteil, dass ich meine Arbeit bei unserem Missionswerk ehrenamtlich tue, so muss ich mich jetzt nicht auch noch mit irgendwelchen gesetzlichen Regelungen herumschlagen. Verblüffend an dieser Sache ist das Timing: Erst wenige Monate vor meiner Erkrankung hatte ich es – entgegen manchem guten Rat – durchgesetzt, dass ich keinen Anstellungsvertrag mehr habe, sondern „nur noch“ ehrenamtlich arbeiten darf. Gott ist wirklich gut: Jetzt kann ich diese neu gewonnene Freiheit voll ausnutzen und meine Arbeitszeit so einteilen, wie ich möchte. Meine Kollegen sind sehr verständnisvoll und hilfsbereit. Mit ihrer und mit Gottes Hilfe werden alle Publikationen, für die ich verantwortlich bin, auch die ganze Krankheitszeit hindurch pünktlich erscheinen.

5. Juli

Beten als Tauziehen?

Immer wieder versichern mir Leute, dass sie für mich beten. Das freut mich und macht mir Mut! Doch es ist auffallend, wie viele das Beten so angehen, als wäre es eine Art Tauziehen gegen Gott. Also in dem Sinn, dass sie Gott beknien und anflehen – für mich! –, damit Gott sich doch besinnt und sich kümmert und eingreift … Ganz so, als würde er das sonst nicht tun.

Mir ist das unheimlich. Sollte Gottes Handeln und damit meine Zukunft davon abhängen, wie innig einzelne Menschen für mich beten?

Ein Lied, das auch ein Gebet ist, finde ich sehr beruhigend: „Herr, wenn der Wunsch in meinem Herzen sich still in deinen Willen legt, dann fühle ich trotz aller Schmerzen, dass deine Liebe mich umgibt. Ja, Herr, du bist bei mir, und dafür dank' ich dir! Ja, Herr, du bist da, Halleluja."

10. Juli

Schlaf-Heil-Modus

Ich empfinde meinen Zustand so, als hätte Gott mich für eine Weile in einen „Schlaf-Heil-Modus" versetzt. Morgens dauert es lange, bis ich in die

Gänge komme, und abends bin ich sehr früh sehr müde, aber bei allem fühle ich mich geborgen.

Heute waren wir zu einem Vorgespräch wegen der Bestrahlungen, die im Anschluss an die Chemotherapie geplant sind. Der Professor hat alles sehr einleuchtend erklärt und versichert, dass in meinem Fall keinerlei Nebenwirkungen zu erwarten sind.

11. Juli

Gutes tun

Es ist ein bekanntes biblisches Prinzip: Gott hat keine Probleme mit unserer Schwachheit, im Gegenteil, er liebt es, Schwachen zu helfen, sich über sie zu erbarmen, ihnen Gutes zu tun. Wenn jemand schwach oder krank ist, ist das allerdings auch eine Gelegenheit für andere Menschen, Gutes zu tun. Monatelang hat mein Mann neben seiner Arbeit den ganzen Haushalt gemacht, eingekauft, gekocht, geputzt, mich chauffiert, einfach alles! Und er hat es sehr gut gemacht! Mein geduldiger und hilfsbereiter Ehemann ist ein wundervolles Geschenk und meine Rettung in so mancher Not! Immer wieder erhalten wir auch Unterstützung von Freunden, Verwandten und Nachbarn. Manche bringen Essen, helfen im Garten, stellen Blumen vor die Tür, putzen die Fenster. Manche, die weiter weg wohnen, schicken Päckchen. Nicht zuletzt versichern uns viele, dass sie jeden Tag für mich und meinen Mann beten!

Sich helfen zu lassen, kann schwerfallen. Wir sind so erzogen, dass wir unabhängig sein und alles selber machen wollen. Aber wenn es gar nicht mehr anders geht, dann hat man keine Wahl, und es ist wohl eins der schönsten Geschenke, die Gott einem machen kann, dass er einem echte Freunde an die Seite stellt.

12. Juli

Federn lassen

Am Tag meiner ersten Chemo stand ein Auszug aus einem Lied in den Herrnhuter Losungen: „Flieg auf den Flügeln der Freude, weil Gott dich nicht fallen lässt. Lässt du auch Federn im Laufe der Zeit, halt an IHM dich fest." Das mit dem „Federn lassen" beziehen wir auf meine Haare, und die gehen jetzt auch wirklich vollständig aus. Es dauert etwa eine Woche, bis ich mich an das Tragen der Perücke gewöhne. Und mein Mann erfindet ein nettes neues Wort und behauptet doch glatt, ich würde immer attrapptiver!

21. Juli

Wie lang sind zwei Tage?

Nach der zweiten Chemotherapie ist es mir vier Tage lang hundeelend. Wenn ich es im Bett nicht mehr aushalte, sitze ich auf dem Sofa. Wenn ich nicht mehr sitzen kann, schleiche ich durch die Wohnung und wieder ins Bett. Nie in meinem ganzen bisherigen Leben ist die Zeit so langsam vergangen. Ich dämmere vor mich hin, denke, dass jetzt mindestens eine Stunde vorbeigegangen sein muss, schau auf die Uhr, und es ist nur vier Minuten später! Diesen Zustand muss man selbst erlebt haben, ich habe noch kein Wort gefunden, das ihn auch nur annähernd beschreibt.

Ich muss an Jesus denken und daran, dass er am dritten Tag auferstanden ist. Er war also zwei Nächte im Grab. Bisher habe ich immer gedacht, dass das doch eine recht kurze Zeit war. Jetzt weiß ich: Das war eine sehr, sehr lange Zeit!

23. Juli

Das Gebet Hiskijas

Als König Hiskija von seiner Krankheit genesen war, schrieb er folgendes Gebet nieder (aus Jesaja 38 nach der Guten-Nachricht-Bibel):

„Ich sagte in meiner Not:
‚Jetzt, im allerbesten Alter,
stehe ich am Tor der Totenwelt
und darf mein Leben nicht zu Ende leben!
Hier, in der Welt der Lebenden,
darf ich den Herrn nicht länger sehen;
dort, wo alles zu Ende ist,
erblicke ich keinen Menschen mehr.
Das Haus, in dem ich lebe, wird abgebrochen
und weggetragen wie ein Hirtenzelt.
Wie ein Weber, der sein Tuch einrollt,
so habe ich mein Leben ausgewebt;
nun wird es vom Webstuhl abgeschnitten.
Tag und Nacht fühle ich mein Ende nahen.
Morgens bin ich wie zerschlagen und denke:
Er zermalmt meine Knochen wie ein Löwe.
Ja, Tag und Nacht fühle ich mein Ende nahen.
Wie eine Schwalbe piepst meine Stimme,
mein Klagen tönt wie das Gurren der Taube.
Mit müden Augen starre ich zum Himmel.
Ich kann nicht mehr, Herr. Tritt du für mich ein!
Doch was richte ich mit Worten bei ihm aus?
Er hat getan, was er mir angekündigt hat.
In bitterem Leid verbringe ich meine Jahre
und schleppe mich Schritt für Schritt dahin.
Ach, Herr, erhalte mich am Leben!‘
Mein bitterer Schmerz hat sich in Glück verwandelt!
In herzlicher Liebe hast du mich umfangen
und mein Leben vor dem Grab bewahrt;

denn alle meine Schuld hast du genommen
und sie weit hinter dich geworfen.
Dort unten bei den Toten preist dich niemand;
wer tot ist, dankt dir nicht mit Liedern.
Wer schon ins Grab gesunken ist,
hofft nicht mehr auf deine Treue.
Allein die Lebenden danken dir,
so wie ich dir heute danke.
Die Väter sagen es ihren Kindern:
Auf dich ist Verlass.
Der Herr ließ sich erbitten und half mir!
Darum lasst uns singen
und ihn preisen vor seinem Tempel,
solange wir leben."

Hiskija sagt: „Wie eine Schwalbe piepst meine Stimme, mein Klagen tönt wie das Gurren der Taube." Dieser Satz haut mich um, denn er beschreibt exakt, wie meine Stimme in den ersten Tagen nach einer Chemotherapie ist: piepsig und brüchig. So etwas kann sich niemand ausdenken, der das nicht selbst erlebt hat. Für mich ist dies wieder ein Beweis mehr, dass die Bibel echte, wahre Berichte enthält und dass Hiskija das selbst aufgeschrieben hat.

25. Juli

Vorsichtige Gebete

Freunde kommen zu Besuch, wir unterhalten uns sehr nett, dann möchten sie noch für mich beten. Im Gebet geht es dann darum, dass Gott uns Kraft und Geduld schenkt und dass ich die Behandlungen ohne allzu viele Nebenwirkungen überstehe. Ich bin traurig. Warum haben sie nicht um Heilung gebetet? Haben sie sich nicht getraut? Mache ich einen so jämmerlichen Eindruck, dass man bei meinem Anblick nicht mehr an Heilung glauben kann?

27. Juli

Kreuzstich

Wenn man zu schwach ist, um irgendetwas Vernünftiges zu tun, wenn man es im Bett nicht mehr aushält, sich aber auch kaum auf den Beinen halten kann, das ist wirklich ein elender Zustand. Gut, dass das nach jeder Chemotherapie höchstens vier, fünf Tage andauert … Selbst Fernsehen und Hörbücher sind an diesen Tagen zu anstrengend. Was tun? Meine Schwester bringt Stickgarn und eine Vorlage von einer Amaryllis-Blüte an. Erst weiß ich nicht recht, ob ich daran Gefallen finden werde. Früher haben wir uns immer über die amerikanischen Missionarinnen und ihre Kreuzstich-Bilder lustig gemacht … Da ich nichts Besseres zu tun habe, fange ich eben an zu sticken. Und siehe da, es war eine gute Idee! Das Sticken macht mir Spaß, und die Zeit vergeht von nun an viel schneller!

30. Juli

Geschmacksverirrungen

Eine häufige Nebenwirkung der Chemotherapie ist, dass der Geschmackssinn durcheinandergerät beziehungsweise ganz ausfällt. Im Behandlungszimmer sitze ich öfters neben einer Frau, die früher als Köchin gearbeitet hat und sehr unter dieser Sache mit dem Geschmackssinn leidet. Es macht sie richtig niedergeschlagen, dass ihr das Essen nicht schmeckt. Bei mir ist es nicht so schlimm, und jetzt, wo ich dies aufschreiben will, kann ich mich schon gar nicht mehr richtig daran erinnern. Nahrung, die schon bei der Zubereitung starke Düfte verbreitet, war ein Problem. Was ich immer gut essen konnte, und was oft das Einzige war, was ich essen wollte, war: Tomatensuppe, Nudelsuppe, Maultaschensuppe, Naturjoghurt.

6. August

Wie im Zoo

„Die Soundsos haben angerufen, sie wollen dich mal sehen." Mich sehen? Je nach Stimmungslage kann ich mich über solche Mitteilungen überhaupt nicht freuen. Im Gegenteil, es erinnert mich an einen Besuch im Zoo: Vor meinem inneren Auge sehe ich einen Elefanten in seinem Freigehege. Er hat keine Lust auf diese vielen Besucher am Zaun, also geht er ins Elefantenhaus … vom Regen in die Traufe: Auch dort wartet schon eine Schar lärmender Kinder auf ihn … Ich habe es allerdings besser als der Elefant, denn wenn ich wirklich nicht will, dann müssen wir weder ans Telefon gehen noch die Tür aufmachen.

10. August

Komplikationen

Nach der dritten Chemo geht es mir nicht gut und als Komplikation kommt auch noch ein eiternder Weisheitszahn dazu. Das nervt und schmerzt, so was Unnötiges! Sechs Tage lang schlucke ich Antibiotika, der Termin für das Herausoperieren des Zahnes soll so zwischen die Chemos gelegt werden, dass meine Abwehrkräfte und Blutwerte wenigstens halbwegs gut sind … Dazu muss aber der Kieferchirurg erst mal wieder aus dem Urlaub zurückkommen. Es ist schwierig, einen Termin zu bekommen, das Ganze ist eine Quälerei, aber wieder einmal gilt: Wenn man drinsteckt in solch einer Situation, dann bekommt man auch die Kraft, um alles durchzustehen.

27. August

Nachruf auf Rita

Am Tag vor der vierten Chemotherapie lenke ich mich ein bisschen ab und surfe im Internet rum. Auf der Website eines anderen Missionswerks suche ich Neuigkeiten über ein Projekt in Brasilien, da fällt mein Blick in der rechten Spalte auf eine Überschrift und mir gefriert fast das Blut in den Adern: „Nachruf auf Rita." Ich bin wirklich entsetzt. „… Die schwere Krebserkrankung hat sie aus ihrem erfüllenden Dienst herausgerissen ..." Sie war gerade mal 48 Jahre alt!

15. September

Geburtstag

Mein 41. Geburtstag steht ins Haus. Es wird ein rundum schöner Tag. Ich muss nur im Sessel sitzen und mich freuen, mein Mann sorgt dafür, dass der Kaffee (fast) nie ausgeht, Freunde bringen Essen. Als wir uns am Tag darauf beim Frühstück überlegen, wer da alles zum Gratulieren vorbeigekommen ist, zählen wir genau 41 Leute!

Wir empfinden unsere 41 Gäste wie die „Spitze eines Eisbergs“, also der sichtbare Teil einer Gemeinschaft, die über die ganze Welt verstreut ist, zu der wir gehören und deren Realität wir in den letzten Monaten so außergewöhnlich deutlich erleben. Wie sehr sich diese Gemeinschaft für uns einsetzt und für uns betet, seit sich meine Erkrankung herumgesprochen hat, das ist überwältigend! Ehrlich: So hart es war, plötzlich schwer krank zu sein, so wenig möchte ich diese Zeit verpasst haben, denn das Ganze kann nur dazu führen, „dass unser Glaube bewährter, unsere Liebe aufopfernder und unsere Hoffnung unerschütterlicher wird“ (1. Thessalonicherbrief 1,3).

Ein Zitat aus Dietrich Bonhoeffers Gefängnisbriefen beschreibt treffend, wie wir das Einssein im Leib Christi empfinden: „Ich fühle mich so sehr als Teil von euch allen, dass ich weiß, dass wir alles gemeinsam erleben, tragen, füreinander tun und denken, auch wenn wir getrennt sein müssen.“

19. September

Gott keine Schande machen

Immer wieder drängt sich mir dieser Gedanke auf: Egal, was kommt, Gott soll in jeder Situation geehrt werden, und es ist mein größter Wunsch, ihm keine Schande zu machen.

Auch die Einfältigkeit, die in 2. Korinther 1,12 zum Ausdruck kommt, will ich zu meinem Motto machen: „Denn dies ist unser Ruhm und das Zeugnis unseres Gewissens, dass wir in Einfalt und göttlicher Lauterkeit, nicht in menschlicher Klugheit, sondern in der Gnade Gottes unser Leben in der Welt geführt haben."

21. September

Dünnhäutig

Eine Auswirkung der Chemotherapie scheint zu sein, dass man dünnhäutiger wird! Also natürlich im übertragenen Sinne: Fernsehkrimis, die ich früher, ohne mit der Wimper zu zucken, anschauen konnte, wühlen mich so auf, dass ich nächtelang nicht schlafen kann. Der kleinste Stress bei der Arbeit, das kleinste Missverständnis etc. bringen mich aus der Fassung. Eine Freundin, die schon länger krank ist als ich, bestätigt diese Beobachtung. Auch ihr geht es so, dass sie extrem sensibel und eben „dünnhäutig" geworden ist, manchmal eine richtige Heulsuse. Da gibt es nur eins, man muss sich schützen. Der Fernseher muss aus bleiben. Und auch zu dem Gottesdienst, bei dem über verfolgte Christen berichtet und für sie gebetet werden soll, kann ich nicht hingehen, weil es mich über die Maßen belasten würde.

22. September

Ermutigungsversuche

Wenn Leute mich besuchen und sehen, wie ich rumhänge, dann wissen viele nicht so recht, was sie sagen sollen. So ist es mir früher auch immer gegangen: Leid scheint erst einmal sprachlos zu machen. Was soll man schon sagen? Alles klingt platt ... Aber irgendetwas muss und will man ja sagen, also was? Auf der Suche nach etwas Ermutigendem fallen vielen Leuten Geschichten von Personen ein, die auch mal eine ähnliche Krankheit hatten. Etwa so: „Bei uns im Sportverein ist eine Frau, die hatte letztes Jahr genau das Gleiche wie du, und der geht's jetzt wieder so gut!" Oder: „Meine Nachbarin hat eine Cousine, deren Schwiegermutter hat genau das Gleiche wie du, und die verträgt alle Behandlungen bestens, ganz ohne Nebenwirkungen!" Darauf folgt die Frage, die eigentlich gar keine ist: „Ist das nicht ermutigend?!"

Am Anfang reagiere ich auf solche Berichte ziemlich verwirrt. Ich weiß: „Ich soll das jetzt ermutigend finden!“ Aber innerlich ist da nur die Frage: „Was hat das mit mir zu tun?“ Eine Zeit lang machen mich solche Bemerkungen geradezu wütend. Schließlich denke ich resigniert: „Ich ticke wahrscheinlich nicht ganz richtig, sonst würde ich solche Nachrichten doch ermutigend finden.“ Gleichzeitig bleibt mein Empfinden, dass diese Geschichten von anderen überhaupt nichts mit mir zu tun haben.

Es dauert einige lange Wochen, bis ich für mich einen Ausweg aus diesem Durcheinander finde. Die Lösung ist banal: Gott geht mit jedem seinen eigenen Weg. Wenn er will, dass ich gesund werde, dann werde ich wieder gesund. Es wird auf jeden Fall sein Wille mit mir geschehen, völlig unabhängig davon, was sein Wille für Frau Soundso aus dem Nachbardorf ist. Wenn ich hoffen darf, dann nicht, weil Frau Soundso wieder gesund geworden ist, sondern weil der allmächtige Gott sich um mich kümmert, als wäre ich seine einzige Sorge. Was mit mir geschieht, ist seine Sache; welchen Weg er mit mir geht, ist seine Sache. Der Knackpunkt ist die Frage, wem mein Leben gehört. Und das einzige wirklich Ermutigende ist, zu wissen, dass mein Leben in Gottes Hand ist.

Sehr ermutigend und oft geradezu atemberaubend finde ich das Buch von Hans-Peter Royer:

„Du musst sterben, bevor du lebst, damit du lebst, bevor du stirbst.“ Darin habe ich unter anderem dieses Zitat aus Daniel 3,16-18 gefunden: „Unser Gott kann uns aus dem glühenden Ofen retten. Aber auch, wenn er das nicht tut, werden wir sicher keinen anderen Gott verehren und das goldene Standbild nicht anbeten.“ Royer schreibt dazu: „Es beschämt mich, dass alles, was wir heute von Gott erbitten, nur Sicherheit und Bewahrung ist. Doch Gottes erster Plan ist nicht unsere leibliche Sicherheit, sondern unsere Heiligkeit und Gerechtigkeit.“

11. Oktober

Chemotherapie überstanden

Wieder ist eine Etappe geschafft, sechsmal Chemotherapie im Abstand von jeweils drei Wochen. Mein Mann und alle anderen sind überglücklich, nur ich bin wieder mal zu erschöpft, um mich zu freuen. Schade.

Meine Ärzte lassen mir auch wirklich keine Verschnaufpause: In einer Woche ist das so genannte „Planungs-CT“ für die Bestrahlungen (da werden die Punkte markiert, wo genau bestrahlt werden soll).

Außerdem habe ich zu guter Letzt doch noch diese Nebenwirkung bekommen, über die ich schon einige Schauergeschichten gehört hatte: Die Chemotherapie geht auf die Fingernägel. Allerdings wird es bei mir nicht ganz so schlimm, die Fingernägel verfärben sich und krümmen sich, aber sie gehen Gott sei Dank nicht ab.

13. Oktober

Strahlen

Vor Beginn der Bestrahlungen falle ich wieder in ein kleines Loch. Muss das jetzt wirklich auch noch sein? Wirkt das überhaupt, wenn ich so eine negative Einstellung dazu habe? Ich versuche mich auf die Endredaktion unserer Missionszeitschrift zu konzentrieren und ich fürchte, so schlecht wie dieses Mal habe ich das noch nie gemacht … Wieder greift Gott auf wundersame Weise ein und „legt in meinem Kopf einen Schalter um", anders kann ich es nicht beschreiben: Ich träume etwas, was mit Lichtstrahlen zu tun hat, woran ich mich aber am Morgen nicht mehr ganz erinnern kann, und buchstäblich über Nacht habe ich eine positive Einstellung zu den Bestrahlungen bekommen! Es ist ein Wunder, ich bin verblüfft und begeistert. Dazu gibt Gott mir für diese Wegstrecke auch noch mein ganz persönliches „Bestrahlungslied", einen Abschnitt aus dem Lied „Gott ist gegenwärtig" von Tersteegen:

„Wie die zarten Blumen willig sich entfalten und der Sonne stille halten, lass mich so, still und froh, deine Strahlen fassen, und dich wirken lassen!"

17. Oktober

Schwächeanfall

Schon steht die erste Nachsorgeuntersuchung auf dem Programm. Es erscheint mir seltsam, von „Nach"-Sorge zu sprechen, da ich ja noch mitten in den Behandlungen stecke. Weil ich zu tatterig bin zum Autofahren, muss mein Mann mich hinfahren. Mein Schwächeanfall treibt uns in eine Apotheke, wo wir viel Geld hinblättern für ein Nahrungsergänzungsmittel, das speziell zum Aufpäppeln von Patienten nach einer Chemotherapie geeignet sein soll. Selbst wenn das Pülverchen nur psychologisch wirkt, wir müssen das jetzt ausprobieren.

4. November

Weiter geht's ...

Seit gestern fährt jeden Tag um 13 Uhr ein Taxi bei uns vor und bringt mich zur Bestrahlung ins Krankenhaus, 28 Werktage lang. Außerdem stehen diverse andere Untersuchungstermine an. Als ich mir gestern überlegte, dass ich in den nächsten ca. 40 Tagen auf 35 Arzttermine kommen könnte, hat mich doch eine sehr große Müdigkeit überwältigt.

Ein Termin, der alle 5 bis 6 Wochen wiederkommen wird, ist das Spülen des „Ports“, also des Zugangs für die Chemotherapie, den man mir unters Schlüsselbein operiert hat. Die große Frage ist: Wann lasse ich ihn wieder rausmachen? Die Ärzte sagen, den kann man gut zwei Jahre oder so drinlassen, für den Fall, dass noch einmal eine Chemo gegeben werden soll! Aber das sei allein die Entscheidung der Patientin. Momentan bin ich zu müde, um darüber nachzudenken.

A propos Müdigkeit

Der Prophet Jeremia war auch müde! Als er mal wieder klagt und jammert, könnte man erwarten, dass Gott ihm gut zuredet, ein Plätzchen zum Schlafen zeigt und ihm eine Verschnaufpause verschafft. In Jeremia 12,5 klingt das aber ganz anders: „Der Herr antwortete mir: ‚Wenn es dir schon zuviel ist, mit Fußgängern Schritt zu halten, wie willst du dann den Wettlauf mit Pferden bestehen? Und wenn du dich nur im bewohnten Land sicher fühlst, was willst du dann im Dickicht am Jordan machen?‘“ Für manche wäre diese Antwort wie ein Schlag ins Gesicht, aber ich gehe davon aus, dass Gott ganz genau wusste, wie er Jeremia in seiner Jammerstimmung begegnen musste. Sicher hat Jeremia diese Herausforderung als Ansporn verstanden, und so geht es mir auch. Was soll das Gejammer, es gibt wahrlich schwierigere Situationen als meine, und ich fühle mich aufgefordert, das Ganze „sportlich" zu betrachten: Krankheitszeiten sind wie ein Trainingslager, in dem Gott uns fit macht für das, was noch kommt.

6. November

Die größere Geschichte

Christiane hat Metastasen im Kopf. Sie wird noch mehr Bestrahlungen bekommen, aber es sieht nicht gut aus. Ihr Mann schreibt unter anderem diesen Satz: „Unser Trost liegt in der Gewissheit, dass unser Leben in einen viel größeren Zusammenhang als dieses irdische Leben gestellt ist." Das ist ein guter Gedanke und eine lohnenswerte Übung: Sich selber nicht so wichtig nehmen. Begreifen, dass unser Leben Teil einer ganz großen Geschichte ist, die Gott schreibt.

7. November

Hormonrezeptoren

Noch etwas gibt es zu lernen: Bei Tumoren unterscheidet man solche, die Hormonrezeptoren haben, und solche, die dies nicht haben. Meiner gehört zu den „günstigeren", das sind die mit Hormonrezeptoren. (Das bedeutet, dass das Wachsen dieses Tumors durch weibliche Hormone gefördert wird.) „Günstiger" ist diese Art von Tumor, weil man in diesem Fall außer Chemotherapie und Bestrahlungen noch eine dritte Behandlungsmöglichkeit hat, nämlich eine Anti-Hormon-Therapie. Diese besteht darin, dass man jeden Tag eine Tablette schluckt. Das klingt ja erst mal harmlos, allerdings schärfte mir mein Arzt ein: „Den Beipackzettel lesen Sie nicht!" Fünf Jahre lang soll ich diese Tabletten nehmen. Die einzige Nebenwirkung besteht bisher in sehr häufigen und sehr unangenehmen Hitzeanfällen. Seit ich diese Tabletten nehme, das heißt seit fünf Monaten, habe ich keine Nacht mehr durchgeschlafen … ob ich das fünf Jahre lang durchhalten werde?

9. November

Wenn der Gottesdienst länger dauert

Früher fand ich es immer unmöglich, wenn vor allem ältere Menschen darauf pochten, dass ein Gottesdienst eine Stunde zu gehen habe und keine Minute länger. Man kann doch mal zehn oder zwanzig Minuten länger sitzen bleiben, wo ist denn da das Problem? Jetzt ist es allerdings so, dass ich mich selbst kaum länger als eine Stunde auf einem Stuhl halten kann, und ich bin unendlich dankbar, wenn die Gottesdienstleiter die Zeit nicht überziehen! So ist das wohl: Man muss selbst schwach und wackelig auf den Beinen sein, um Verständnis für andere zu entwickeln …

10. November

Das Wort

Wie übersteht man Prüfungen, Leidenszeiten, Krankheitszeiten? Was hält einen über Wasser? Für mich ist Josua 1 sehr bedeutungsvoll. Meistens wird der Vers 9 zitiert: „Sei mutig und entschlossen! Hab keine Angst und lass dich durch nichts erschrecken, denn ich, der Herr, bin bei dir …“ Es klingt für mich weniger wie eine Ermunterung, sondern eher wie eine Ermahnung. Aber wenn man Gott doch nicht sehen kann, wie soll das funktionieren, dass man diesen Mut kriegt? Im vorausgehenden Vers 8 steht die Voraussetzung: „Sprich die Weisungen aus meinem Gesetzbuch ständig vor dich hin und denke Tag und Nacht darüber nach, damit dein ganzes Tun an meinen Geboten ausgerichtet ist. Dann wirst du Erfolg haben und alles, was du beginnst, glücklich vollenden." (In der Lutherübersetzung heißt es: „Lass das Buch dieses Gesetzes nicht von deinem Munde kommen, sondern betrachte es Tag und Nacht, dass du hältst und tust in allen Dingen nach dem, was darin geschrieben steht …")

Wie kann das praktisch aussehen? Mein Mann und ich haben schon seit mehreren Jahren ein Ritual, wie wir den Tag beginnen. Jeden Morgen nach dem Frühstück holt jeder seine Bibel und sein Tagebuch, und jeder für sich vertieft sich in einen Bibeltext und macht sich Notizen. Da wir nicht zu einer festgesetzten Zeit zur Arbeit erscheinen müssen, brauchen wir nicht einmal auf die Uhr zu sehen. Das nützen wir so richtig aus. Immer wieder kommt es vor, dass einer den anderen ermahnen muss, die Bibel zuzumachen und ins Büro zu gehen. Es gibt sicher kein „Erfolgsrezept", das bei allen Menschen funktioniert. Aber die Gewohnheit, jeden Morgen in der Bibel zu lesen, legt ganz sicher ein Fundament, das so leicht nicht zu erschüttern ist.

15. November

Löcher im Kopf

Manchmal vergesse ich Dinge, manchmal fallen mir Wörter nicht ein, manchmal sage ich aus Versehen ein völlig falsches Wort … Ich glaube, die Chemotherapie hat ein paar Löcher in meinen Kopf gemacht, und ich frage mich, ob das noch mal wieder besser wird. In einer Woche habe ich zweimal beim Versenden von E-Mails den nötigen Dateianhang vergessen – so was ist mir früher ganz sicher nie passiert. Eine Kollegin sagt: „Dann warst du früher nicht ganz normal." Auch ein Trost!

16. November

Lymphknoten wachsen nicht nach

„Axilla-Ausräumung" heißt das Fachwort für die Entfernung von Lymphknoten in der Achsel. Ich stelle mir vor, dass noch kein gesunder Mensch jemals darüber nachgedacht hat, dass er Lymphknoten besitzt. (Medizinisches Personal ausgenommen, natürlich.) Solange man noch im Krankenhausbett liegt, vermisst man die Lymphknoten auch nicht besonders und man akzeptiert es eben, wenn die Ärzte einem sagen, dass Lymphknoten nicht nachwachsen. Wenn man dann allerdings zu Hause ankommt, kommt das Erwachen. Ständig stößt man an Grenzen der Beweglichkeit und Belastbarkeit. Die T-Shirts – ganz oben in meinem Kleiderschrank – sind unerreichbar. Die volle Kaffeekanne ist zu schwer. Einen Stapel Teller aus der Spülmaschine nehmen und schwungvoll in den Oberschrank räumen, geht nicht mehr. Brotscheiben von Hand schneiden, keine Chance. Und ganz schlimm: Der Vorrat an Süßigkeiten – ganz oben auf dem Küchenschrank – ist außer Reichweite! Da gibt es nur eines: umräumen, umorganisieren. Eine Brotschneidmaschine kaufen. Alles nichts Schlimmes, aber doch eine Umstellung. Hat da nicht mal jemand gesagt, dass ich ein Recht auf einen Schwerbehindertenausweis hätte? So langsam begreife ich den Grund dafür.

19. November

Auszeit

Ein nette Anekdote am Rande beschert mir meine Armbanduhr: Kurz nachdem ich ins Krankenhaus gegangen bin, bleibt sie einfach stehen. Sogar mit einer neuen Batterie, die mein Mann besorgt, will sie nicht laufen. Sozusagen symbolisch dafür, dass jetzt eine Auszeit dran ist. Gut, ich brauche sie auch nicht, und monatelang liegt die Uhr irgendwo in der Wohnung herum. Als etwa die Hälfte der Bestrahlungen geschafft ist, entdecke ich plötzlich, dass die Uhr wieder läuft! Ganz normal, als wäre nichts gewesen. Mein Erstaunen darüber ist allerdings größer als meine Freude, denn es kommt mir so vor, als hätte die Uhr ein bisschen zu früh angefangen, wieder zu laufen.

20. November

Nichts gelernt?

Ein Bekannter erleidet einen Herzinfarkt und wird ins Krankenhaus gebracht. Ich rede mit seiner Frau darüber und höre mich sagen: „Du, mach dir keine Sorgen, der Soundso hatte genau das Gleiche, und der ist wieder völlig gesund geworden.“ Ist denn das zu fassen? Genau solche Bemerkungen habe ich doch so gehasst, und jetzt rede ich genauso dumm daher. Habe ich denn gar nichts gelernt?

22. November

Der Horizont weitet sich wieder

Mein Mann bereitet eine Predigt vor und möchte, dass ich als Einstieg ein kleines Theaterstück schreibe. Früher haben wir das oft so gemacht, aber seit ich krank wurde, nicht mehr. Im ersten Moment fühle ich mich total überfordert, doch er lässt nicht locker. Schließlich gelingt es und ich glaube fast,

„Gabriel & Gabriela" ist das bewegendste Stück, das ich bisher geschrieben habe. Wir freuen uns beide und sind Gott von Herzen dankbar.

Monatelang hatte ich nur das Allernötigste gemacht, fast nur Routinearbeiten, mein Horizont war so etwas von zusammengeschrumpft. Jetzt weitet er sich wieder – das ist ein wundervolles Gefühl! Ich habe wieder Ideen, wie man den Schaukasten der Gemeinde gestalten könnte, Ideen für weitere kleine Theaterstücke, die ich schreiben könnte, Ideen für kleine Artikel, die man in Gemeindebriefe stellen könnte, Ideen, wen ich mal besuchen könnte, und auch immer wieder ein Portiönchen Energie, um Einzelnes davon auch umzusetzen: Es sind Kleinigkeiten, wie zum Beispiel jemandem zum Geburtstag schreiben. Nachdem ich wochen- bzw. monatelang nur minimal funktioniert hatte, fühlt es sich nun an, als sei mir das Leben neu geschenkt worden.

23. November

Christiane

Bei mir ist alles in Ordnung soweit … und Christiane ist gestern gestorben! Sie war ein Jahr jünger als ich und gerade mal 11 Monate krank. Nur 11 Monate! Sie hinterlässt ihren Mann und zwei kleine Kinder.

Wir waren zu dritt. Erst ist Rita gestorben, sie war

nur drei Jahre krank gewesen. Jetzt Christiane. Die Zusage von Jesus, „ich lebe, und ihr sollt auch leben“, gilt für die beiden und für mich in gleicher Weise. Sie sind im Himmel, sie haben das ewige Leben und volle Genüge. Ihnen fehlt überhaupt nichts mehr, ihnen tut nichts mehr weh, sie haben nie wieder Grund zu weinen oder traurig zu sein. Sie leben schon in einer unbeschreiblich schönen, neuen Welt, und sie sind uns nur vorausgegangen.

10. Dezember

Mit Chauffeur

Die 28 Bestrahlungen sind keine große Sache, alles klappt ohne Probleme, ohne Verbrennungen, ohne besondere Müdigkeit. Dass die Krankenkasse mir die Taxifahrten bezahlt, ist eine große Erleichterung. Unseren Bekannten in Afrika verheimliche ich diesen Luxus: Wenn sie erfahren würden, dass ich mit dem Taxi zur Bestrahlung chauffiert werde und dass die Kasse das übernimmt, ich glaube einige von ihnen wären fassungslos, sprachlos oder einfach traurig. „C'est un monde?“ würden sie vielleicht fragen. (Sinngemäß: „Leben wir wirklich auf ein und demselben Planeten?“) Mit einer der Taxifahrerinnen freunde ich mich an und wir werden auch über diese Zeit hinaus in Kontakt bleiben.

12. Dezember

Schneewanderung

Nach meiner letzten Bestrahlung nimmt mein Mann einen Tag Urlaub. Wir fahren ein Stück weg, machen einen wunderschönen Schneespaziergang und gehen in ein Restaurant. Es ist eine gute Sache, nicht einfach zur Tagesordnung überzugehen, sondern das Ende der Bestrahlungen zu feiern!

15. Dezember

Allein gelassen

Wie gesagt, die Bestrahlungen sind vorbei. Danach kommt … nichts mehr! Das ist wie ein hartes Aufschlagen am Boden, ich weiß gar nicht, wie mir geschieht. Kein Arzt will mehr was von mir. Sie haben ihre ganze Kunst angewandt, das volle Programm abgespult, und jetzt … nichts mehr. (Also natürlich werden die dreimonatlichen Nachsorgeuntersuchungen durchgeführt werden, aber eben keine Behandlungen mehr.) Wenn sie einem wenigstens sagen würden, dass man jetzt geheilt sei, aber weit gefehlt. Zu solch einer Äußerung lässt sich keiner hinreißen. Im Gegenteil, sie sagen mit ernster Miene, dass man mich „engmaschig" beobachten wird, und wenn fünf Jahre lang nichts wieder auftaucht, dann ist es überstanden. Fünf Jahre!

Mir wird bewusst, dass es doch ein großes Stück Sicherheit vermittelt, wenn man in der Obhut von Ärzten ist! Aber jetzt? Ohne Chemie und ohne Strahlen fühle ich mich irgendwie schutzlos. Am wenigsten kann ich in dieser Zeit Menschen ertragen, die von mir erwarten, dass ich jetzt eine Party veranstalte, ‚weil es doch überstanden ist'. Nein, noch ist gar nichts überstanden!

31. Dezember

Zuversicht

Schon lange lebe ich nur noch einen Tag nach dem anderen, und es fällt mir sehr schwer zu planen oder mich für weiter entfernt liegende Termine zu etwas zu verpflichten. Ich habe schließlich keine Ahnung, wie ich mich morgen fühlen werde, geschweige denn in einer Woche oder in einem Monat. Heute passiert aber etwas: Ich melde mich zu einem Theaterkongress an, der an einem Wochenende im Mai stattfinden wird. Ich bin voller Zuversicht, dass ich in der Lage sein werde, selbst mit dem Auto dorthin zu fahren und teilzunehmen! Dass ich mich genau heute anmelde, das liegt ehrlich gesagt auch daran, dass heute der letzte Tag ist, an dem der Frühbucherrabatt gilt …

ab morgen würde die Teilnahme teurer – für mich als Schwäbin keine unwichtige Sache.

20. Januar

Lebendig

Es dauert etwa einen guten Monat, ab der letzten Bestrahlung gerechnet, bis ich mich plötzlich nicht mehr krank fühle. Schwer zu beschreiben, irgendwie von innen raus total lebendig. In der Gebetsstunde in unserer Gemeinde und in der Mitarbeiterbesprechung in unserem Missionswerk verkündige ich erleichtert und strahlend, dass es jetzt überstanden ist. Am gleichen Tag schicke ich Mails an meine Beter in Afrika und überall auf der Welt. Sinngemäß: „Die Ärzte sind überaus vorsichtig in ihren Äußerungen, aber im Glauben will ich euch heute mitteilen, dass es überstanden ist!"

27. Januar

Mit leeren Händen

Eine Freundin findet es so frustrierend, mir in der Krankheitszeit nichts tun zu können. „Mit leeren Händen dastehen, das ist echt schwierig", schreibt sie. Und dann kommt ihr eine Idee: Sie und ihre Familie spendieren uns einen Urlaub in einer ganz feinen Villa auf Mallorca! Gerade zur Zeit der ersten Mandelblüte nehmen wir ihr Geschenk an und verbringen den faulsten Urlaub, den man sich denken kann. Danke dafür!

30. März

Haarig

Es dauert fünf Monate, ab der letzten Chemotherapie gerechnet, bis ich es wage, ohne Perücke aus dem Haus zu gehen. Zum einen habe ich mich einfach an die Perücke gewöhnt, zum anderen wachsen Haare wirklich sehr langsam! Erst kommt der Gang zum Friseur, das geht noch. Eine sehr nette Friseuse verpasst mir einen objektiv betrachtet sehr gelungenen Kurzhaarschnitt. Subjektiv betrachtet finde ich jedoch überhaupt nicht, dass diese Person im Spiegel etwas mit mir zu tun hat. Es kostet mich Überwindung, mit meiner neuen „Sommerfrisur“ unter die Leute zu gehen. Und mit einem einzigen „ersten“ Gang zum Supermarkt, zum Bäcker, in die Bücherei, in die Gemeinde und zur Arbeit ist es ja noch nicht überstanden, in den folgenden Tagen begegne ich immer wieder Leuten, die mich noch nicht mit kurzen Haaren gesehen haben. Alle sind sich einig, dass es super aussieht. Ich selbst scheine die einzige Person weit und breit zu sein, die sich nicht spontan an den neuen Look gewöhnen kann.

Der Sinn?

Einige Freunde stellen die Überlegung an, dass so eine Krankheitszeit auch eine Art Vorbereitung auf einen neuen Dienst, eine neue Aufgabe sein kann. Wer selbst mal krank war, kann ganz anders mitfühlen, kann mehr Verständnis für Kranke oder Traurige entwickeln, kann anders trösten oder ermutigen.

Gleichzeitig machen wir aber auch die Beobachtung, dass Menschen bitter werden oder auch zynisch. Es wird mir ein Dauergebetsanliegen, dass wir nicht depressiv oder frustriert werden, sondern im Gegenteil, dass Gott diese Zeit benützt, um Gutes wachsen zu lassen. Um noch einmal das Bild von der Milchstraße aufzugreifen: Dass Gott mir die Gnade erweist, nicht nur das Schwarze Loch, sondern vor allem die hell funkelnden Sterne zu sehen. Und nicht nur mich, sondern auch die anderen um mich herum.

„Wie Gott deine Lebensgeschichte gebrauchen will" ist der Untertitel des Buches „Das Geheimnis deiner Stärke" von Thomas Härry. Die Aufforderung dieses Buches: „Kommen Sie Ihrer Lebensgeschichte auf die Spur und entdecken Sie, wie Gott gerade das Unvollkommene, Verletzte und Schwache in Ihnen gebrauchen will, damit

Sie andere ermutigen und ihm dienen können.“ (Edition Aufatmen, Brockhaus)

Zu der Frage nach dem Sinn von schweren Zeiten fällt mir eine Geschichte in die Hände:

Möhren, Eier und Kaffeebohnen

Es ging ihr so gar nicht gut. Sie erzählte es ihrem Vater. Der ging mit ihr in die Küche. Dort setzte er drei Töpfe mit Wasser auf den Herd. In den ersten warf er ein Bündel Möhren, in den zweiten legte er ein paar Eier, in den dritten schüttete er eine Handvoll Kaffeebohnen. Zwanzig Minuten später nahm er die Töpfe vom Herd und legte die Möhren in eine Schüssel, die Eier auf einen Teller. Aus dem dritten goss er duftenden Kaffee in eine Tasse.

Die Möhren, erst hart und holzig, waren weich geworden. Die Eier, erst zart und zerbrechlich, waren nun fest und widerstandsfähig. Die Kaffeebohnen hatten sich selbst kaum verändert, aber das Wasser. „Was bist du?“, fragte der Vater seine Tochter verschmitzt. „Eine Möhre, ein Ei oder eine Kaffeebohne?“

Und dann erklärte er ihr, was das alles mit ihrer schweren Situation zu tun hatte. „Der eine wird durch schwere Lebensphasen weich, wird offen für Gottes Gnade und seine Barmherzigkeit, offen auch für andere Menschen. Lernt, gnädiger und barmherziger mit ihnen umzugehen. Und mit sich selbst. Ein anderer wird durch schwere Lebensphasen krisenfest, lernt Treue und Ausdauer, wird vielleicht sogar einer, der anderen Halt geben kann. Und ein Dritter geht durch solche Phasen scheinbar unbeeinflusst und unerschüttert. Aber er verändert seine Umgebung. In jeder Krise arbeitet Gott an dir. Liebevoll und fürsorglich. Verändert er dich. Und deine Umgebung gleich mit. Krisen sind keine Katastrophen.“ (Quelle: Jürgen Werth, Leise Töne gegen den Lärm. R. Brockhaus Verlag 2007) Ich will das nie vergessen: Gott hat Gutes im Sinn. Immer. Mit mir. Mit den Menschen, die mir am Herzen liegen. Mit meiner Gemeinde. Mit der Welt. Bei ihm sind wir in guten Händen.

12. Juli

Reisepläne

Gesund oder nicht, wir müssen mal wieder eine Entscheidung treffen: Planen wir einen Kurzbesuch in Afrika, wo wir früher gearbeitet haben? Wagen wir es, diese Reise öffentlich anzukündigen und andere einzuladen, mit uns zu reisen und Missionsarbeit mal „live“ zu erleben? Trauen wir uns, einen Flug zu buchen? Ja, wir tun es, und wir buchen unsere Flüge: Ende Dezember bis Mitte Januar möchten wir in Burkina Faso sein.

20. August

Der Port

Alle sechs Wochen ins Krankenhaus fahren, um den Port durchspülen zu lassen, ist eigentlich recht lästig. Das Spülen an sich dauert eine halbe Minute, aber ich bin jedes Mal über eine Stunde unterwegs. Einmal begegnet mir auf dem Krankenhausflur einer meiner behandelnden Ärzte. Er stutzt, erkennt mich und fragt, wie lange ich den Port denn schon hätte? Ein Jahr. Er schaut mich an: „Lassen Sie ihn doch rausmachen!“ „Ja“, sage ich, „vielleicht im Herbst, mal gucken.“ Den Port rausmachen lassen, das kann ich doch nur – finde ich –, wenn ich mich als völlig geheilt betrachte. Aber so ganz traue ich dem Frieden noch nicht.

16. Oktober

Ausreden

Ab und zu ertappe ich mich, wie ich meine Krankheit als Ausrede benützen will. Wenn es etwas Interessantes oder Schönes zu tun gibt, dann bin ich voller Eifer und Elan dabei und ziehe sogar andere mit. Wenn allerdings etwas Unangenehmes erledigt werden soll, dann höre ich mich sagen: „Hey, ich bin krank! Ich schaffe das nicht, ich fühle mich noch so schwach, lasst mich da raus.“

Sind das jetzt nur faule Ausreden? Nein, ganz „verlogen“ ist mein Verhalten nicht! Ich bin tatsächlich noch sehr kraftlos. Wenn es allerdings etwas Interessantes zu tun gibt, dann vergesse ich mich völlig. Des Öfteren muss ich das hinterher auch büßen. Auf Tage voller Schaffenskraft folgen dann trübe und traurige Tage, an denen ich nur schlafen und Musik hören kann und niemanden sehen will.

26. Oktober

Gesegnete Wüstenzeit

Krankheitszeiten werden ja gerne mit der Wüstenwanderung verglichen. In 5. Mose 2,6-7 finde ich ein interessantes Detail, das mir noch nie aufgefallen war: Die Israeliten sind durch die Wüstenzeit nicht zu armseligen Bettlern geworden. Als Anweisung für die Reise durch Edom steht da: „Wenn ihr beim Durchzug Brot und Wasser braucht, sollt ihr es ihnen bezahlen.“ Und weiter: „Das konntet ihr ja auch, denn der Herr, euer Gott, hat all euer Tun reich gesegnet. Er vergaß euch nicht in der großen Wüste.“ Gott hat es nicht nur so gemacht, dass sie mit knapper Not durchgekommen sind, sondern er hat sie während der Wüstenzeit reich gesegnet.

Eine Parallele dazu finde ich in Jeremia 17,8. Im letzten Teil dieses Verses steht: „Selbst wenn der

Regen ausbleibt, leiden sie keine Not. Nie hören sie auf, Frucht zu tragen." Früher habe ich das so verstanden, dass die Bäume, von denen hier die Rede ist, die Trockenzeit überstehen, also überleben, und danach, wenn es wieder regnet, fangen sie auch wieder an, Früchte zu bringen. Hier steht aber etwas anderes: Selbst während der Trockenzeit hören sie nie auf, Früchte zu tragen. So etwas kann nur Gott machen!

10. November

Der Knoten

Kein Zweifel, da ist etwas. Erstaunlich, wie eindeutig sich das anfühlt. Erstaunlich, wie ruhig ich bin. Unwillkürlich rechnet es in meinem Kopf: Wie lange ist das her, dass ich meinen ersten Tumor getastet hatte? Achtzehn Monate. Ich weiß: Diesmal werde ich nicht ein paar Wochen lang warten und beobachten, sondern unverzüglich zum Arzt gehen.

24. November

Die Diagnose

Nach Ultraschall und Gewebeentnahme (Biopsie) sitze ich vor der Tür der „Mamma-Sprechstunde" und warte auf das Gespräch, bei dem mir die

Ergebnisse der Biopsie mitgeteilt werden sollen. ‚Mein' Chefarzt kommt über den Flur, stutzt, fragt: „Wollen Sie zu mir?" Ich weiß es ehrlich gesagt nicht, hatte eher gedacht, dass ich zum Oberarzt bestellt bin. Keine Ahnung. Wenig später kommt der Oberarzt und geht mit mir zusammen zum Chefarzt rein. In diesem Moment ahne ich sehr deutlich, was als Nächstes kommt!

„Das ist nicht gut."

Beide Ärzte sind sichtlich aufgewühlt. Der eine sagt: „Das hätte ich nie gedacht, dass wir Sie hier noch mal sehen würden!" Der andere blättert in den Untersuchungsergebnissen: „Das ist nicht gut!" Sie schauen mich an und keiner will es aussprechen, also sage ich: „Ja, dann weg damit!" Der Chefarzt: „Sie sagen es ..."

Mein erster Gedanke gilt meinem Mann. Wie soll ich ihm das bloß beibringen? Mein zweiter Gedanke gilt unseren Reiseplänen: In vier Wochen wollen wir für einen Kurzbesuch nach Afrika fliegen, an unseren früheren Einsatzort. Nach fünf Jahren endlich mal wieder die Freunde dort besuchen und mit eigenen Augen sehen, was aus der Arbeit geworden ist. Der Flug ist gebucht, die Impfungen sind gemacht, und wir fliegen nicht allein, sondern mit einer kleinen Reisegruppe – das kann man unmöglich absagen! Aber wie soll das terminlich zu schaffen sein? Die Ärzte hören sich meine Überlegungen an und finden, dass man die Operation auch ohne weiteres erst nach der Reise machen kann. Das gefällt mir nicht, ich will es hinter mir haben. Sie rechnen und kommen zu dem Ergebnis, dass das geht: In einer Woche zur Operation, dann 10 Tage im Krankenhaus, dann 11 Tage zu Hause ausruhen, dann fliegen. Ich halte das für völlig verrückt, wie soll ich 21 Tage nach der Operation ins Flugzeug nach Afrika steigen? Die beiden sind sich einig: Das klappt. Wenn alles gut verheilt, sei das überhaupt kein Problem.

Dann frage ich noch nach dem Port. Mein Termin, um ihn herausoperieren zu lassen, ist übermorgen! Nun, sagen die Ärzte, diesen Termin, den sagen Sie mal lieber ab.

27. November

Die Liste

Heute kommen unsere Reisepässe zurück, die wir mit dem Visumsantrag an die Botschaft von Burkina Faso in Berlin geschickt hatten. Die Visumstempel sind in den Pässen, die Vorfreude wächst. Erst Krankenhaus, dann Weihnachten, dann Afrika … Das ist doch alles ein bisschen viel. In so einer Situation gibt's nur eins, um den Überblick zu behalten: Eine Liste muss her. Im Listenschreiben habe ich Übung, und Listenschreiben hat noch immer geholfen. Die Liste für diese Woche ist lang und wird immer länger: Noch eine letzte Impfung, Passbilder, Dankesbriefe und Weihnachtskarten für unsere Spender und Freunde, A5-Umschläge kaufen, mit den Projektleitern in Afrika die Reiseroute festlegen, dem Krankenhauspfarrer sagen, dass ich doch nicht bei den „Grünen Damen" mitmachen kann, einen Reissalat für das gemeinsame Essen am Sonntag vorbereiten, Bücherei-Bücher abgeben, Friseur, die Gebetsnachrichten für Januar jetzt schon schreiben und für den Versand fertigmachen ... Am Abend bin ich zufrieden und habe das Gefühl, dass wir es im Griff haben und alles schaffen werden. Es klingelt an der Tür und eine Kollegin bringt mir eine Pflanze. Als sie wieder gegangen ist, frage ich meinen Mann: „Warum bringt sie mir Blumen?" Er: „Du bist krank!" Ich: „Aber ... mir tut nichts weh, ich liege nicht im Bett ..." Er: „Könnte es vielleicht sein, dass du es nicht wahrhaben willst?"

29. November

Der 1. Advent

Mehrere Vortragstermine sagen wir ab, doch am 1. Advent halten wir wie geplant einen Gottesdienst zum Thema „Wie der Vater mich gesandt hat, so sende ich euch". In der Predigt betrachtet mein Mann die Sendung Jesu nicht aus unserer irdischen Sicht, als „Ankunft“ (das Wort Advent bedeutet ja „Ankunft“), sondern aus himmlischer Sicht: So wie Jesus den Himmel verlassen hat, um zu den Menschen auf die Erde zu kommen, so sendet er heute seine Leute zu denen, die den Vater im Himmel noch nicht kennen. Unser kleines Theaterstück „Gabriel & Gabriela“ kommt wieder zum Einsatz. Erinnerungen werden wach: Als wir es zum letzten Mal gespielt haben, ein Jahr zuvor, hatte ich die Chemotherapie zwar hinter mir, aber die Perücke noch auf.

Direkt nach diesem Gottesdienst werde ich gefragt, ob ich möchte, dass für mich um Heilung gebetet wird. Ich hatte gehofft, dass sie fragen würden! Ja, ich möchte gerne, und wie es im Jakobusbrief beschrieben ist, werde ich auch gesalbt. Es passiert nichts Spürbares oder Dramatisches, aber ich empfinde es als sehr schön und richtig.

30. November

Geborgenheit

Am Tag bevor ich ins Krankenhaus gehe, stoßen wir auf ein Zitat von Blaise Pascal: Es ist doch herrlich, auf einem Schiff zu fahren, das zwar von Stürmen geschüttelt wird und über das die Wellen hinweggehen, von dem man aber weiß: Es kommt unter allen Umständen im Hafen an.

2. Dezember

Trost

Eine Freundin schreibt: „Gottes Wege sind manchmal ziemlich unverständlich! Ich bete seit einer Weile jeden Tag, dass Susanne bis zu eurer Afrika-Reise ganz gesund wird, und nun das … Ich möchte euch einfach wissen lassen, dass ich für euch bete und dem Herrn zutraue, große Wunder zu tun. 2. Korinther 1,5: Ich leide mit Christus und in seinem Dienst in reichem Maß. Aber ebenso reich sind der Trost und die Ermutigung, die mir durch ihn geschenkt werden."

3. Dezember

Vertrauen

Pastor Abraham aus Burkina Faso unterbricht seine Rückreise von einer Unesco-Konferenz, um drei Tage mit uns zu verbringen. Drei Tage hintereinander kommt er mit meinem Mann zu mir ins Krankenhaus und betet für uns. Seine Botschaft: „Vergesst nicht, dass der allmächtige Gott alles unter Kontrolle hat. Der die ganze Welt in seinen Händen hält, ist bei euch. Und im Übrigen: Unserem Gott ist noch nie etwas misslungen! Er ist nicht ein Gott, der etwas probiert, und dann gelingt es ihm nicht, und er probiert es noch mal. – Alles, was Gott anpackt, gelingt ihm auf Anhieb!"

7. Dezember

Der Friede Gottes

Das Lied, das mir in diesen Wochen viel bedeutet, ist dieses:

Wie ein Strom von oben, aus der Herrlichkeit,
strömt der Friede Gottes durch das Land der Zeit.
Tiefer, reicher, klarer, strömt er Tag und Nacht
mit unwiderstehlich wunderbarer Macht.
Friede meines Gottes, stille, tiefe Ruh,
alle meine Sorgen, alles deckst du zu.
Strömt der Friede Gottes über mich dahin,
müssen alle finstern Mächte von mir fliehn.
Seine Fluten tragen Hast und Sorgen fort,
Friede meines Gottes, sel'ger Ruheort!
Friede meines Gottes, stille, tiefe Ruh,
alle meine Sorgen, alles deckst du zu.

Ein Freund schickt uns die Lebensgeschichte der Frau, die dieses Lied gedichtet hat: Frances Ridley Havergal. Sie ist im Alter von 42 Jahren gestorben. Diese Information hätte ich jetzt nicht unbedingt gebraucht – ich *bin* 42!

9. Dezember

Wie im Traum

Die Krankenhaustage vergehen wie in einem Traum. Die Station, die Schwestern, die Abläufe, alles ist bekannt. Wie schon beim ersten Mal sorgt Gott für angenehme Zimmernachbarinnen. Die Operation verläuft ohne Probleme und es sind diesmal auch keine Lymphknoten befallen, Gott sei Dank! Im Kopf bin ich schon in Afrika, nur mein Körper liegt noch im Krankenhaus. Nachher werde ich erzählen: „Es war, als hätte Gott mich in Watte gepackt und behütet, in seinen Händen, durchs Krankenhaus schweben lassen." Wer wollte, mochte gerne denken, „die ist nicht von dieser Welt", und tatsächlich schaut mich eine der Pflegehelferinnen manchmal an, als denke sie, „die tickt nicht ganz richtig".

11. Dezember

Tumorkonferenz

Am Tag meiner Entlassung aus dem Krankenhaus steht wieder ein Abschlussgespräch an. Mir wird berichtet, mein ‚Fall' sei bei einer Tumorkonferenz sehr engagiert diskutiert worden: „Wir haben gerungen! Und sind zu dem Entschluss gekommen, Ihnen diesmal weder eine Chemotherapie noch eine Bestrahlung vorzuschlagen, sondern nur eine Anti-Hormon-Therapie." Ja, klingt gut, so hatten mein Mann und ich uns das auch gedacht.

„Dann viel Spaß in Afrika!"

Dass ich so schnell wieder im Krankenhaus gelandet bin, das ist für viele doch ein Schock. Sogar an den Gesichtern der Ärzte kann ich ablesen: Das ist zutiefst beunruhigend. „High risk Patientin" steht auf einem Antragsformular für ein spezielles Medikament, dessen Kostenübernahme man von der Kasse genehmigen lassen muss. Wenn man solche Formulierungen liest und hört und die besorgten Gesichter sieht, da kann einem schon mulmig werden. Umso wohltuender der fröhliche Abschiedsgruß des Arztes, der mich operiert hat: „Also dann, viel Spaß in Afrika!"

20. Dezember

Der 4. Advent

Vierzehn Tage nach meiner Entlassung aus dem Krankenhaus sind mein Mann und ich wieder als „Gabriel & Gabriela" unterwegs und gestalten einen Gottesdienst in der Nähe von Stuttgart. Es ist ein zutiefst beglückendes Gefühl für uns, den Gottesdienstbesuchern vor Augen zu malen, wie

Jesus ist, was er für uns getan hat, wie sehr er uns liebt. Dabei werden wir selbst reich beschenkt, nicht nur mit Remstäler Weinen, sondern auch mit viel aufrichtiger Freundschaft und Liebe.

19. Januar

Alltag

Unsere zweiwöchige Afrika-Reise ist eine Wohltat für die Seele, „besser als jede Kur". Unsere Missionsarbeit wird seit acht Jahren von afrikanischen Christen weitergeführt und sie blüht und gedeiht, wir können nur staunen. Körperlich ist die Reise natürlich schon strapaziös.

Wenige Tage nach unserem Rückflug nach Deutschland geht es weiter mit den Arztterminen. Vierteljährliche Nachsorgeuntersuchungen, immer wieder Nachschub an Tabletten besorgen, Nebenwirkungen wie Hitzeanfälle und Müdigkeit ertragen. Außerdem scheine ich wirklich „Löcher im Kopf" zu haben, ab und zu fallen mir Wörter nicht ein, oder ich will ein Wort sagen und es kommt ein völlig anderes Wort aus meinem Mund – echt beunruhigend!

Sehr froh bin ich, dass die Beweglichkeit und Belastbarkeit meiner Arme doch wieder sehr viel besser geworden ist, als ich mir das je hätte träumen lassen.

3. März

Das Buch

Wir fahren für eine Woche in ein christliches Gästehaus. Ich habe vor, Geschichten aus Afrika aufzuschreiben. Schon seit Jahren trage ich diesen Wunsch mit mir herum, jetzt will ich endlich mal eine ganze Woche konzentriert daran arbeiten und ausprobieren, ob ich nicht doch ein Buch mit Erzählungen aus Burkina Faso zustande bekomme. Mein Mann ist einverstanden und nimmt ebenfalls seinen Laptop und Arbeit mit: Er will sich in ein neues Computerprogramm für die Erstellung von mehrsprachigen Websites einarbeiten.

Am ersten Tag durchstöbere ich meinen Computer und will eine Bestandsaufnahme machen, was es da alles schon gibt an Notizen und Geschichten und wie man diese thematisch gruppieren könnte. Dabei kommt mir diese Datei mit meinen Krebs-Notizen in die Quere. Am zweiten Tag steht der Entschluss fest: Ich schreibe nicht über Afrika, sondern über Krebs.

23. März

Der Körper

Ich bin immer noch zu schwach, um Wochenendeinsätze für unser Missionswerk durchzustehen.

Ende Januar waren wir mit unserem Info-Stand auf einer dreitägigen Konferenz. Erst habe ich gut durchgehalten, aber danach war ich tagelang erschöpft. Bis gestern waren wir an einer mehrtägigen Bibelschulkonferenz, ebenfalls mit unserem Info-Stand. Auch da habe ich erst gut durchgehalten, liege jetzt seit Tagen im Bett, völlig zerschlagen. Oh, wenn ich nur diesen Körper loswerden könnte!

Gab es da bei Paulus nicht auch Zeiten, wo er seinen Körper am liebsten loswerden wollte? In Römer 8 werde ich fündig: „Die ganze Schöpfung stöhnt ... ebenso stöhnen auch wir in unserem Innern. Denn wir warten sehnsüchtig auf die volle Verwirklichung dessen, was Gott uns als seinen Kindern zugedacht hat: Dass unser Leib von der Vergänglichkeit erlöst wird." Ähnlich in 2. Korinther 5,1-2: „Wir wissen ja: Wenn das irdische Zelt, in dem wir jetzt leben, nämlich unser Körper, abgebrochen wird, hat Gott eine andere Behausung für uns bereit: ein Haus im Himmel, das nicht von Menschen gebaut ist und das in Ewigkeit bestehen bleibt. Weil wir das wissen, stöhnen wir und sehnen uns danach, mit dieser himmlischen Behausung umkleidet zu werden."

24. März

Die Tabletten

Dass ich so kraftlos bin, deprimiert mich mehr, als das bei mir normal ist. Warum schlägt mir alles so aufs Gemüt? Mein Mann und ich haben denselben Gedanken: Die Tabletten sind schuld, genauer gesagt die Nebenwirkungen der Tabletten. Wir lesen jetzt doch nach, was auf diesem Beipackzettel steht, erst unter „sehr häufig“: Schlaflosigkeit, Kopfschmerzen, Hitzewallungen, allgemeines Krankheitsgefühl, Müdigkeit. Und „häufig“: Appetitlosigkeit, Depressionen, Benommenheit.

Als ob das nicht reicht, fällt mein Blick noch auf den Abschnitt Verkehrstüchtigkeit: „Wenn Sie sich unter der Einnahme von Aromasin schläfrig, benommen oder schwach fühlen, sollten Sie nicht versuchen, Auto zu fahren.“ Auch das ist deprimierend, weil es für mich relevant ist: Ich habe nämlich in den letzten Wochen gemerkt, dass mich Autofahren sehr anstrengt bzw. dass ich mich beim Fahren sehr unsicher fühle. Fast bin ich erleichtert: Das liegt also gar nicht an mir, sondern ich kann die Tabletten dafür verantwortlich machen? Oder ist es einfach nur so, dass ich eine neue Brille brauche?

Wie soll man beten?

Eine Freundin hat das Manuskript dieses Buches gelesen und ist mit einer Sache nicht einverstanden: Es sei nicht recht, dass ich enttäuscht reagiere, wenn Leute es nicht wagen, für mich um Heilung zu beten. Wir wüssten ja gar nicht, was andere in der Vergangenheit vielleicht für Enttäuschungen erlebt hätten. Und sie erzählt uns ein Beispiel von einer jungen Frau, die Krebs hatte. Wochenlang, monatelang hätten so viele Leute gebetet, sogar gefastet, und man hätte wirklich geglaubt, dass Gott sie heilen würde. Einfach heilen müsste, denn es war eine Mutter mit drei kleinen Kindern. Dann ist sie doch gestorben. Man wisse eben nicht, wie Gottes Wege mit einem Menschen sind, deshalb könne man nicht einfach systematisch für alle Kranken um Heilung beten.

Mein Mann und ich verstehen, was sie sagen will. Aber wir wissen auch: Wir dürfen Gott alles sagen. Und wenn wir uns wünschen, dass er jemanden heilt, dann dürfen wir ihm das auch sagen. Ihn anflehen, fasten, ihm mit unserem Wunsch in den Ohren liegen. Was Gott dann letztendlich tut, ist seine Sache. Aber wir dürfen unser Herz vor ihm ausschütten, wir dürfen unsere Herzenswünsche vor ihn bringen!

Der Bericht in Markus 9,14-29 schildert genau dieses Dilemma: Ein Vater bringt seinen Sohn zu Jesus. Der Sohn hat schon seit vielen Jahren einen bösen Geist. Der Vater sagt zu Jesus: „Hab doch Erbarmen mit uns und hilf uns, wenn du kannst!“ – „Was heißt hier: Wenn du kannst?“, fragte Jesus. „Wer Gott vertraut, dem ist alles möglich.“ Da rief der Vater: „Ich glaube! Hilf mir heraus aus meinem Unglauben!“

30. April

Und wie geht's weiter?

Das wissen wir nicht! Wir beten: „Herr, meine Lunge ist in deiner Hand. Meine Knochen sind in deiner Hand. Wir sind in deiner Hand. Pass du auf alles auf.“

„Gott ist unsere sichere Zuflucht,
ein bewährter Helfer in aller Not.
Darum haben wir keine Angst,
auch wenn die Erde bebt
und die Berge ins Meer versinken …
Der Herr der Welt ist bei uns,
der Gott Jakobs ist unser Schutz!“
(Psalm 46,1-4)

Gabriel und Gabriela

Theaterstück für einen Adventsgottesdienst

Predigttext: Johannes 20
„Wie mich der Vater gesandt hat, so sende ich euch."

Für zwei Personen (bzw. noch eine dritte Person, die im Publikum sitzt und nur am Ende die Glocke läutet)

Man braucht:
- einen großen Tisch
- zwei Stühle
- zwei Mikros
- eine Glocke
- zwei weiße Betttücher für die „Wolke"
- je ein weißes Betttuch für Gabriel und Gabriela als Umhang

Bühne:
Zwei Stühle auf einen Tisch stellen und alles mit weißen Betttüchern zuhängen. (Evtl. vorne mit Sicherheitsnadeln ein Schild anheften: „Wolke 36/2".) So sitzen die beiden Akteure (also die beiden Engel) etwas erhöht und können gut auf die Gemeinde herunterblicken.

Gabriel	(sitzt schon oben auf der Wolke, stellt sich dem Publikum vor) Ich bin Gabriel.
Gabriela	(kommt herbeigelaufen, stellt sich dem Publikum vor) Ich bin Gabriela. (klettert zu Gabriel hoch) Hey, ich muss dir was erzählen. Ich war gerade auf Einsatz, unten, bei den Menschen: Ich hatte Spaß! Da war so ein Schneetreiben, und als eine ältere Frau auf dem Gehweg ausgerutscht ist, habe ich mich blitzartig unter sie in den Schneematsch geworfen, sodass sie ganz weich gefallen ist. „Gott sei Dank!", hat sie gerufen und übers ganze Gesicht gestrahlt! (verklärtes Gesicht) Das war schööön.
Gabriel	(wenig beeindruckt) Ach, und hast du dieselbe Frau eine halbe Stunde später gesehen? Wie sie ihrem Mann die Hölle heiß gemacht hat, weil er nicht so funktionierte, wie sie das gerne hätte? Das sind doch alles hoffnungslose Fälle, die da unten. Eure Aktionen, die sind ja ganz nett, aber die verändern doch nicht wirklich etwas.
Gabriela	Du hast zu wenig Geduld mit den Menschen. Wir müssen einfach immer wieder runter, immer wieder runter, immer wieder ...

Gabriel	Ich hab schon lang keine Lust mehr auf diese Einsätze. Die Menschen können mir gestohlen bleiben. Warum hat er sie überhaupt geschaffen? Wenn die da unten nicht wären, könnten wir hier in Ruhe unseren Lobpreis machen, unsere Versammlungen abhalten …
Gabriela	Also ich freu mich schon auf meinen nächsten Kurzzeiteinsatz! Gleich heute Abend will ich noch einmal los, und ich hab auch schon ne Idee, was ich gern mal probieren würde …
Gabriel	Aber nein, heute Abend ist doch … Ach, du hast das gar nicht mitgekriegt?
Gabriela	Was denn?
Gabriel	(verzweifelt) Der Chef … Also es liegt ihm doch sehr viel an diesen Menschen …
Gabriela	Wovon redest du?
Gabriel	Der Chef und der Sohn haben wohl besprochen, dass etwas geschehen muss. Weil, mit den Menschen, so geht das nicht weiter und sie finden, die Zeit ist reif … für … eine Rettungsaktion. Sie nennen es Advent. Eine gründliche … Ein-für-alle-Mal-Aktion.
Gabriela	Oh ja, wundervoll! Ein richtig großes Event? Gehen wir alle auf einmal runter? Nehmen wir die große Beleuchtung mit? Und die Band? Machen wir eine richtige Himmels-Zelt-Evangelisation?

Gabriel	Nein, nein, nicht wie du denkst. Nein, (traurig) ganz anders …
Gabriela	Jetzt red schon!
Gabriel	Der Chef will doch, dass alle Menschen gerettet werden. Um jeden Preis. Deshalb … der Sohn geht jetzt selber runter!
Gabriela	(völlig geschockt) Der Sohn? Den Himmel verlassen? Unmöglich!
Gabriel	Der Chef hat halt schon ein sehr weites Herz, das wissen wir ja. Und der Sohn genauso. (schüttelt den Kopf) Es ist unfassbar, wie sehr sie diese Geschöpfe lieben!
Gabriela	Natürlich liebt er sie, er ist die Liebe, er kann nicht anders. Aber das muss doch nicht gleich heißen, dass der Sohn persönlich runter geht!
Gabriel	Es kommt noch besser: Er geht nicht für einen kurzen Einsatz, so wie ihr das immer macht – hier ein bisschen Freude auf ein Gesicht zaubern, da eine Panne verhindern, und dann schwupp Rückzug auf die Kuschelwolke. – Nein, er will erst mal unten bleiben. Für Jahre!

Gabriela	(sprachlos) (leise) Weißt du was, da unten, da ist es nicht nur kalt. Da ist es auch schmutzig. Und wie manche Orte riechen! Und manche Menschen! Und überhaupt … haben die nicht überlegt, dass das gefährlich werden kann? (Pause, dann erleichtert) Ach nein, der Sohn hat ja seinen ewigen Leib, der ist unverwundbar. Ufff, gut, etwas Schlimmes zustoßen kann ihm also nicht.
Gabriel	Im Gegenteil! Er soll da als ganz gewöhnliches menschliches Kind geboren werden, mit einem gewöhnlichen Körper, dann soll er in einer ganz gewöhnlichen Handwerkerfamilie aufwachsen … Genau das stört mich am meisten daran: Es ist alles so gewöhnlich, so klein, so unauffällig.
Gabriela	Vorher hast du gesagt, das wird die große Ein-für-alle-Mal-Rettungsaktion?! Aber wie soll das funktionieren? Wie sollen die Leute denn kapieren, wozu er gekommen ist?
Gabriel	Na ja, an seinen Worten und Werken und dann …
Gabriela	(unterbricht ihn) Hey, ich war schon öfters da unten, ich kenne die Menschen – das klappt nicht!

Gabriel	Das ist es ja, was ich die ganze Zeit auch schon denke. Er gibt sich da ganz rein, opfert sich auf, (Pause) aber der Ausgang der Sache scheint mir doch sehr ungewiss. (Man hört eine Glocke.)
Gabriela	Oh, Michael ruft zur Versammlung. Komm, schnell hin, bestimmt erfahren wir gleich mehr. (gehen ab)

Unser Buchtipp für Sie

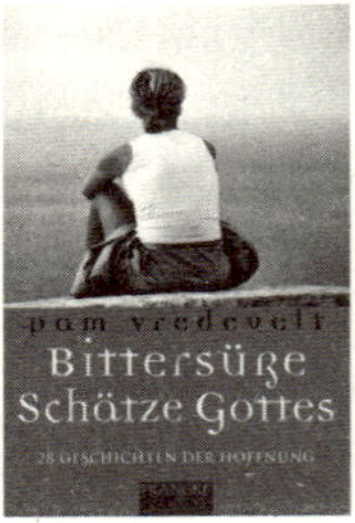

Pam Vredevelt
Bittersüße Schätze Gottes
28 Geschichten der Hoffnung
ISBN 978-3-86122-887-5
208 Seiten, Paperback

Es kann ein Schatz verborgen liegen im Schmerz eines Verlustes, im Leiden an einer Tragödie oder im Schatten einer Krankheit. Das mag seltsam klingen, doch Pam Vredevelt weiß, worüber sie schreibt. Nathan, ihr Jüngster, leidet am Down-Syndrom. Sicher wäre ihr Gottvertrauen an diesem Felsen auf ihrem Lebensweg gescheitert, hätte sie nicht eine wichtige Entdeckung gemacht: Durch die Schlacke vieler verkohlter Schicksalsbrocken schimmert ein Goldschatz Gottes. Die kostbarsten Erfahrungen unseres Lebens hat Gott eingehüllt in große Probleme, und es lohnt sich, durchzustoßen bis zum Kern der Dinge – zur Liebe Gottes. Pams bewegende Erlebnisse mit ihrem behinderten Kind und die faszinierenden Berichte anderer „Weggefährten" sind frisches Wasser für durstende Seelen.

„... ein Buch, das ich nie hergeben und gleichzeitig von ganzem Herzen weiterverschenken würde! Was Pam schreibt, ist ehrlich, herausfordernd, mutmachend und sehr humorvoll. Ihre Geschichten helfen mir, das Leben aus einer anderen Perspektive wahrzunehmen und mich selbst und andere Menschen mehr mit Gottes Augen zu sehen. Auch wenn jede Geschichte in sich abgeschlossen ist und sich gut als Andacht oder Bettlektüre eignet, fällt es schwer, schon nach einem Kapitel aufzuhören! Dieses Buch lädt zum Weiter- und Immer-wieder-Lesen-ein!"

Christine Faix, Marburg